Esra Mutlu, Mahmoud Said
Musiktherapie für Menschen mit arabischer Migrationsgeschichte

Therapie & Beratung

Esra Mutlu, Mahmoud Said

Musiktherapie für Menschen mit arabischer Migrationsgeschichte

Eine Einführung in Theorie und Praxis

Psychosozial-Verlag

Mit freundlicher Unterstützung der Andreas Tobias Kind Stiftung

Bibliografische Information der Deutschen Nationalbibliothek
Die Deutsche Nationalbibliothek verzeichnet diese Publikation
in der Deutschen Nationalbibliografie; detaillierte bibliografische Daten
sind im Internet über http://dnb.d-nb.de abrufbar.

Originalausgabe

info@psychosozial-verlag.de
www.psychosozial-verlag.de

Umschlagabbildung: © Kateryna Nigbur
Umschlaggestaltung und Innenlayout nach Entwürfen von Hanspeter Ludwig, Wetzlar
Satz: SatzHerstellung Verlagsdienstleistungen Heike Amthor, Fernwald
ISBN 978-3-8379-3205-8 (Print)
ISBN 978-3-8379-7995-4 (E-Book-PDF)

Inhalt

Jenseits von richtig und falsch liegt ein Ort.
Dort treffen wir uns.
Rumi

Vorwort

»Willst du ein Buch mit mir schreiben?« Als Mahmoud Said Esra Mutlu diese Frage stellte, ahnten beide noch nicht, auf welche Reise sie sich begeben würden. Es entstand eine Freundschaft und aus Kommilitonin und Kommilitone wurden die Autorin und der Autor dieses Buchs.

Ich, Mahmoud Said, bin in Kairo geboren und wurde durch meine Eltern und unser Umfeld schon früh mit klassischer »westlicher« Musik konfrontiert. 2010 entschied ich mich dazu, nach Deutschland zu immigrieren, um meine Leidenschaft für Musik durch ein Violinstudium zu vertiefen. Während meiner künstlerischen Karriere sammelte ich intensive transkulturelle Erfahrungen im West-Eastern Divan Orchestra, in dem Musiker*innen aus dem gesamten Nahen Osten gemeinsam musizieren. Dort erlebte ich, wie Musik und aufgeschlossene Gespräche eine Atmosphäre der Offenheit und Verbundenheit schaffen und dazu beitragen, Vorurteile abzubauen und gegenseitiges Verständnis zu fördern. Eine weitere sehr prägende, doch traurige Erfahrung in Bezug auf Musik war für mich, als zu Jugendzeiten mein bester Freund das Kairoer Konservatorium unvorhersehbar verließ, nachdem er aus religiösen Gründen überzeugt war, dass Musik im Islam verboten sei. Im Abschlussjahr meines Musiktherapiemasterstudiums an der Hochschule für Musik und Theater Hamburg flossen diese Erlebnisse sowie weitere Erfahrungen in mein Masterarbeitsthema »Musiktherapie mit Migrant:innen aus dem arabischen Kulturraum in Deutschland« hinein. Mein Betreuer Prof. Eckhard Weymann brachte die Idee auf, die Masterarbeit zu einem Handbuch für Musiktherapie zu erweitern. Glücklicherweise kreuzte sich zu dieser Zeit mein Weg mit Esra Mutlu, mit der ich gemeinsam den Master in Hamburg absolvierte.

Als Mahmoud Said mich, Esra Mutlu, nach einer Zusammenarbeit fragte, stimmte ich aus einer Mischung von Sympathie, Neugierde und wissenschaftlichen Ambitionen zu. Zu diesem Zeitpunkt arbeitete ich musiktherapeutisch in einem Ankunftszentrum für Geflüchtete und hatte mich in meiner Masterarbeit »Musiktherapie nach Palästina bringen? Selbstreflexion als Förderung des Kulturdialogs am Beispiel einer Weiterbildung in Bethlehem« ebenfalls mit transkulturellen Themen auseinandergesetzt. Doch das Thema ist auch Herzenssache für mich als in Deutschland geborene und lebende Frau mit Migrationsgeschichte. Ich bin Tochter einer in Russland aufgewachsenen Mutter und eines in der Türkei aufgewachsenen Vaters und erfuhr in meinem Leben vielfältige Erfahrungen hinsichtlich Migration und Transkulturalität.

Die Erkenntnisse aus unseren nicht veröffentlichten Masterarbeiten flossen in dieses Buch mit ein und bilden an einigen Stellen nicht markierte Textabschnitte. Durch unsere unterschiedlichen Prägungen haben wir verschiedene Schwerpunkte. Mahmoud Saids Fachwissen bezieht sich auf die Musikformen und das sog. »Musikverbot« im Islam sowie auf klassische arabische Musik. Esra Mutlus Expertise liegt in identitätspolitischen Aspekten von Migration und Kultur sowie im psychodynamischen Kontext von Migration und Psyche. Die meisten Kapitel entstanden in Zusammenarbeit, doch aufgrund unserer Schwerpunkte gibt es auch allein verfasste Bereiche (die Repertoiresammlung und das Interview sind von Mahmoud Said und Kap. 1.2, 1.3, 6 und 7 von Esra Mutlu verfasst). Die letzte Verschriftlichung des Buchs geschah aufgrund ihrer Deutschkenntnisse auf muttersprachlichem Niveau hauptsächlich durch Esra Mutlu.

Das Buch fertigzustellen ist eine Leistung, die uns viel Zeit, Geduld und Kraft gekostet hat. Dass wir alle Herausforderungen meistern konnten und nun am Ende dieser Reise angekommen sind, erfüllt uns mit Freude, vor allem aber mit Dankbarkeit angesichts der zahlreichen Hilfestellungen, ohne die es uns nicht möglich gewesen wäre. Für die Begleitung und finanzielle Unterstützung bedanken wir uns herzlich bei der Andreas Tobias Kind Stiftung. Ein weiterer großer Dank gilt Prof. Eckhard Weymann für seine Unterstützung und die supervisorische Begleitung. Wir danken ebenfalls dem Verleger Johann Wirth und dem Team des Psychosozial-Verlags für das Vertrauen und Interesse. Ein großer Dank gilt auch Christiane Ebeling, die uns bei unserem Schreibprozess als Musiktherapiekollegin begleitete. Keine der vielen Zeitplanverschiebungen konnte sie davon abbringen, uns hilfreiche und kluge Rückmeldungen zu geben. Für die Gestaltung des Covers und der Zeichnungen zwischen den Kapiteln danken wir von ganzem Herzen Kateryna Nigbur. Ihr Werk ist das Ergebnis der gemeinsamen Suche danach, das Thema des Buchs künstlerisch einzufangen. Für die weitere Unterstützung bei der Gestaltung des Buchs danken wir Islam Khalifa, Mahmoud Younis, Johnny Farraj, Sami Abu Schumays und Virginia Reiner. Wir danken auch Isabella Walther für ihre lektorische Mitarbeit. Ganz herzlich möchten wir uns bei allen, die uns durch ihre Fallvignetten unterstützt haben, bedanken: Franz Kühne, Tobias Kranz, Katja Muckenschnabl, Robin Kieviet, Monika Baumann, Herbert Walter und Monika Hoog Antink.

Ich, Esra Mutlu, bedanke mich bei der Libermenta Klinik Schloss Gracht, für die Unterstützung beim Schreibprozess in Form von Fortbildungsurlaub. Mein tiefster Dank gilt meiner Familie, meinem Partner und meinen Freund*innen. Ich danke meiner Mutter für ihren unersetzlichen Rückhalt, meinem Bruder für seine Widerstandsfähigkeit und meinem Vater für seine Liebe. Die bedingungslose Unterstützung meines Partners machten die arbeitsintensivsten Zeiten zu meinen dankbarsten. Und die unzähligen, bekräftigenden Gespräche mit meinen Freund*innen gaben mir die notwendige Hoffnung und Zuversicht.

Ich, Mahmoud Said, bedanke mich von ganzem Herzen bei meinen Eltern für ihre bedingungslose Liebe und endlose Unterstützung. Ich möchte auch meiner Familie und meinen Freund*innen meinen tiefsten Dank aussprechen für die emotionale Unterstützung. Meinem Sohn Adam, meiner größten Inspiration, danke ich für seine unendliche und ansteckende Neugierde.

Schließlich gilt der Dank auch uns gegenseitig – für das Zuhören, das Aushalten und für die Hingabe.

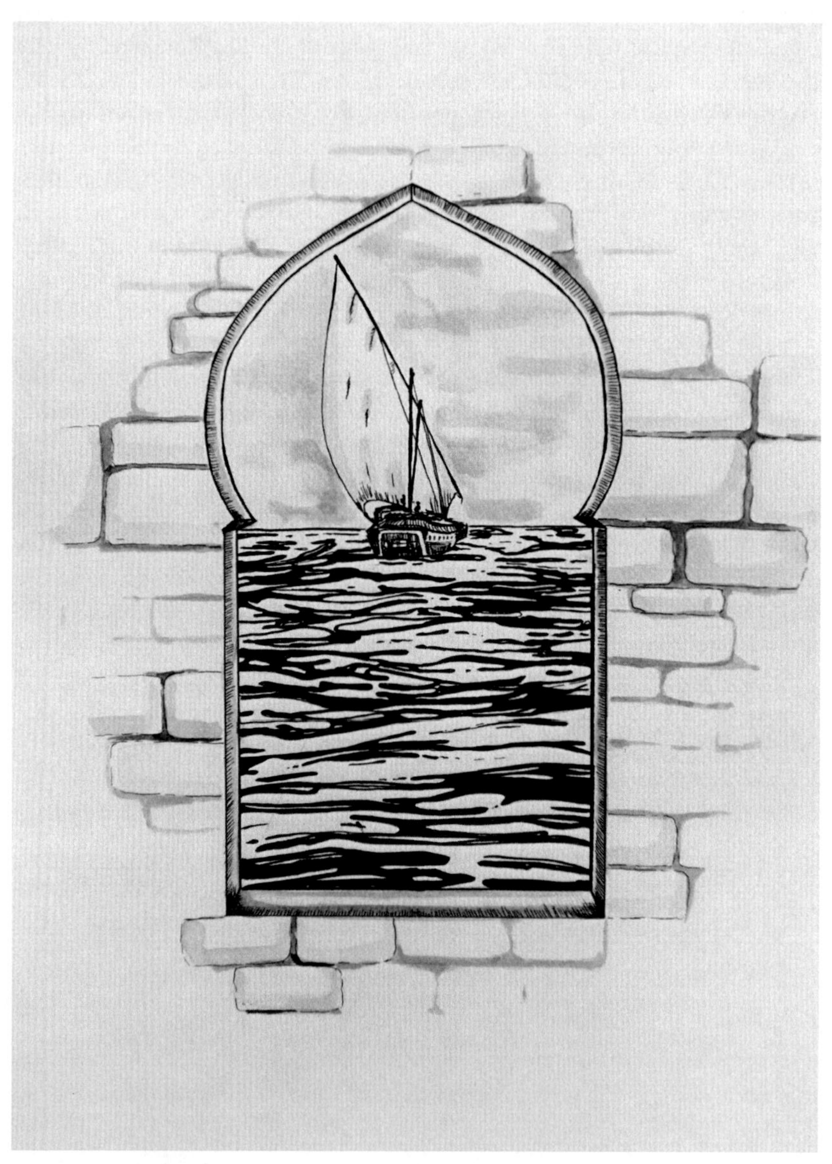

1 Einführung

In Deutschland begegnen sich aufgrund von Globalisierungsprozessen und Migrationsbewegungen vermehrt Menschen verschiedenster Herkunft, Weltanschauung und Religion. Durch die zunehmenden internationalen Fluchtbewegungen der letzten Jahre erfahren diese Begegnungen eine Verdichtung und Intensivierung. In unterschiedlichen Lebensbereichen der Gesellschaft in Deutschland gibt es Bestrebungen zur Verbesserung von Teilhabe- und Gleichberechtigungsmöglichkeiten. Gleichzeitig ist die Gesellschaft aber auch von Vorannahmen, Vorbehalten und Vorurteilen durchzogen. Dies gilt ebenfalls für den medizinisch versorgenden Bereich sowie für die (psycho-)therapeutische Arbeit. In Psychiatrie und Psychotherapie sind nach wie vor kaum ausreichende Studien und Auseinandersetzungen zu transkulturellen Aspekten von Therapie vorhanden.

In der Praxis begegnen Musiktherapeut*innen Menschen mit arabischer Migrationsgeschichte an vielen Orten: in Psychiatrien, Krankenhäusern, Rehakliniken, Hospizen, Pflegeheimen, Praxen (Ambulantes Setting), Kitas, (Musik-)Schulen und pädagogischen Einrichtungen, um nur einige zu nennen. An mancher Stelle stoßen Therapeut*innen vielleicht an (eigene) Grenzen: bspw. bei erschwerter Sprachverständigung, Verunsicherungen und Irritationen im Kontakt oder wenn Klient*innen das therapeutische Angebot ablehnen. Einerseits sind herausfordernde Situationen im therapeutischen Alltag der Regelfall und lassen sich manchmal erst im Prozess lösen. Andererseits stellt sich die Frage, wie die Förderung von transkultureller Bildung einen Beitrag zur Unterstützung leisten kann – durch das Schließen von Wissenslücken, das Eröffnen von Handlungsspielräumen und schließlich durch die Erweiterung des therapeutischen Knowhow.

1.1 Zielsetzung und Aufbau

Dieses Fachbuch setzt an solche Überlegungen an. Es basiert auf der Grundannahme, dass die Auseinandersetzung mit transkulturellen Inhalten kultursensible Musiktherapie ermöglicht und damit für Klient*innen mit arabischer Migrationsgeschichte eine bestmögliche Behandlung bereitgestellt werden kann. Um diese Zielsetzung zu erreichen, ist die Vermittlung vielfältiger Aspekte entscheidend, die im Folgenden anhand des Buchaufbaus aufgezeigt werden.

Der erste Teil fasst in vier Kapiteln Grundlagen für die Auseinandersetzung mit transkulturellen Aspekten der Musik- bzw. Psychotherapie für Menschen mit arabischer Migrationsgeschichte zusammen. In *Kapitel 1* werden der Kultur- und Migrationsbegriff unter Hinzunahme von kultur- und sozialwissenschaftlichen Perspektiven betrachtet und das diesem Buch zugrunde liegende Verständnis diesbzgl. definiert. *Kapitel 2* gibt einen Überblick über die gesellschaftspolitischen Rahmenbedingungen arabischsprachiger Länder sowie über den Islam. Daran anknüpfend folgt in *Kapitel 3* die Stellung der Musik im Islam mit Fokus auf das sog. »Musikverbot«. Im Anschluss daran bietet *Kapitel 4* eine Einführung in die klassische arabische Musik sowie in Entwicklungen im 20. und 21. Jahrhundert.

Der zweite Buchteil beschäftigt sich mit den theoretischen und praktischen Inhalten rund um transkulturelle Aspekte der Musik- bzw. Psychotherapie. In *Kapitel 5* steht die Annäherung an den Therapiebegriff und das Krankheitsverständnis in arabischsprachigen Ländern im Vordergrund sowie Wechselwirkungen mit gesellschaftlichen Strukturen und der Rolle des Glaubens. In *Kapitel 6* liegen migrationsspezifische Schutz- und Belastungsfaktoren im Fokus und ihre möglichen Auswirkungen auf die Psyche. *Kapitel 7* beschäftigt sich mit gesprächstherapeutischen Aspekten der transkulturellen Musiktherapie und rückt damit die Therapiesitzung in den Vordergrund. Nach einer Einführung in psychodynamische Wirkweisen bei der Therapie mit Menschen mit arabischer Migrationsgeschichte folgt ein Leitfaden für die mögliche Gestaltung der Therapiesitzungen sowie für die Entwicklung einer selbstreflektierten Haltung basierend auf den kultursensiblen Erkenntnissen. Ergänzend dazu werden in *Kapitel 8* musiktherapeutische Inhalte fokussiert. Dabei geht es zuerst um die musiktherapeutische Haltung und Rahmenbedingungen transkultureller Aspekte. Anschließend folgt ein Leitfaden zum Einsatz arabischer Musikelemente in die musiktherapeutische Sitzung, erläutert mit Fallvignetten und Beispielen.

Im letzten Buchteil betrachten wir die vorangegangenen Themen aus einer gesamtgesellschaftlichen Perspektive. Dabei stehen in *Kapitel 9* das Gesundheitswesen und die transkulturelle Forschung, in *Kapitel 10* der Integrationsbegriff und kritische Nachfragen im Vordergrund. Abschließend folgt weiterführendes Material in Form einer Repertoiresammlung, die mit »RS« markierten Verweisen die jeweiligen Kapitel mit Noten- und Hörbeispielen ergänzt; und in Form eines Interviews mit einem islamischen Gelehrten mit Fragestellungen zum sog. »Musikverbot«. Außerdem findet sich am Buchende ein ausführliches *Glossar*, dem auch die arabischen Worte beigefügt sind. Im Fließtext sind diese kursiv geschrieben, es sei denn sie sind bereits im Duden vermerkt.

Die theoretischen Inhalte zur therapeutischen Arbeit basieren auf Konzeptionen der humanistischen Psychotherapie, Psychoanalyse und Tiefenpsychologie. Dieses Buch richtet sich in erster Linie an Musiktherapeut*innen. Da aber verschiedene transkulturelle Aspekte von Therapie beleuchtet werden, ist es in der Praxis sowohl für Psychotherapeut*innen als auch andere therapeutische Berufe von Bedeutung. Da Musik als essenzieller Teil von Kultur zu verstehen ist und zu einem tieferen Verständnis des Gegenübers und seiner Geschichte führen kann, ist die Auseinandersetzung damit auch für Musikpädagog*innen sowie für Kolleg*innen relevant, die nicht explizit mit dem Medium Musik bzw. rein gesprächstherapeutisch arbeiten.

Da die Musiktherapie ein weites Feld ist, wird in diesem Buch die musiktherapeutische Arbeit im Kontext von Psychotherapie im Erwachsenenbereich fokussiert. Die dargestellten Inhalte lassen sich aber auf andere Bereiche übertragen und bieten eine Grundlage, von der aus man sich weiter informieren kann. Bei allgemeinen Aussagen wird, um alle Therapieformen einzubeziehen, die Bezeichnung »Therapeut*innen« verwendet.

Dieses Buch fokussiert als potenzielles Klientel Menschen mit arabischer Migrationsgeschichte, die in Deutschland leben. Aus anderen Regionen der Welt nach Deutschland immigrierende Menschen können selbstverständlich auch arabische kulturelle Prägungen haben und sind damit eingeschlossen. Darüber hinaus lassen sich für die therapeutische Arbeit mit Klient*innen mit islamischen Glauben viele Information finden. Allgemein ist es für die Arbeit mit Menschen mit Migrationsgeschichte als Grundlage anregend, aber auch für jede therapeutische Arbeit, unabhängig von der Klientel.

1.2 Zum Kulturbegriff

Bei der Auseinandersetzung mit transkulturellen Themen schwingen grundsätzlich identitätspolitische Debatten, Positionen und Ansichten mit (Fent, 2022). Dies kann auf indirekte oder direkte Weise geschehen und kann den Verfasser*innen und Leser*innen bewusst oder unbewusst sein. Um die diesem Buch zugrunde liegende identitätspolitische Haltung zu verdeutlichen, müssen zunächst das aus ihr resultierende Kultur- und Migrationsverständnis erläutert werden.

Der Begriff »Kultur« ist dehnbar, komplex und wird vielseitig verwendet. Im Alltagsgebrauch und in den verschiedenen Wissenschaftsdisziplinen existieren unterschiedliche Kulturbegriffe, denen wiederum entsprechende Kulturverständnisse zugrunde liegen. Im weitesten Sinne ist mit »Kultur« der »Gesamtkomplex von [menschlichen] Vorstellungen, Denkformen, Empfindungsweisen, Werten und Bedeutungen«[1] gemeint. Dieser Komplex steht in Wechselwirkung mit Sprache, Erziehung, Religion, Musik, Kunst, Tanz, Geschichte, Tradition, Essen, Kleidung, Sexualität und dem sozioökonomischen Status. Die »klassische« Betrachtungsweise versteht unter »Kultur« voneinander abgrenzbare Bereiche, die in sich homogen sind. Im Zusammenhang mit diesem Kulturverständnis stehen folgende kulturelle Konzepte: Multikulturalismus, Interkulturalität und Bikulturalismus. Sie beschreiben unterschiedliche Verhältnisse zwischen zwei oder mehreren Kulturen, die als voneinander getrennt begriffen werden (Lersner & Kizilhan, 2017).

Das diesem Buch zugrunde liegende Kulturverständnis orientiert sich am Konzept der Transkulturalität. Trans meint »jenseits/darüber hinaus« und steht für das Prozesshafte und Hybride von Kulturalität. Kulturen überlappen, vermischen und beeinflussen sich stetig (ebd.). Die Kulturtheoretikerin Mieke Bal (2016, S. 23) erklärt, dass »Kultur per definitionem lebendig und in ständiger Transformation begriffen ist«. Demnach ist »Kultur« nichts Abgeschlossenes oder Homogenes. Sie ist heterogen, divers und als Plural zu begreifen. Deswegen ist im Folgenden auch immer von Kulturen oder kulturellen Prägungen die Rede.

Als Mensch befindet man sich demnach ständig in einem transkulturellen Gefüge. Eigene unterschiedliche kulturelle Prägungen sind unentwegt im Austausch mit denen im Außen und unterliegen daher einem stetigen

1 https://www.bpb.de/lernen/kulturelle-bildung/59917/vielfalt-der-kulturbegriffe, S. 5.

Wandel. Durch eine Partnerschaft, Freundschaft oder bspw. einen Auslandsaufenthalt können eigene kulturelle Prägungen erweitert und beeinflusst werden. Ein Dorf kann andere Traditionen und Rituale haben als ein 100 Kilometer entferntes Dorf. In einem Land können in einer Region große Veränderungen auftreten, die eine andere erst viel später erreichen.

Im Inneren wirken also diverse Kulturen – ein transkultureller Raum in jedem Menschen. Vor diesem Hintergrund ist »jede Therapiesituation […] eine transkulturelle Begegnung« (Lersner & Kizilhan, 2017, S. 5). Daher ist transkulturelle Bildung unabhängig von der Klientel für Therapeut*innen grundlegend wichtig. Denn die Bewusstwerdung der eigenen kulturellen Prägungen ist Teil des kultursensiblen Umgangs im Kontext von Therapie. Kultursensibilität meint den wachsamen Umgang mit eigenen und von außen vorgegebenen Denk- und Bewertungsmustern hinsichtlich kultureller Phänomene. Mit eigenen inneren Kulturen gehen Ansichten, Normen, Werte, Privilegien, Selbstverständlichkeiten, Traditionen und Vorüberzeugungen einher, die bewusst und unbewusst beeinflussen, wie wir über Kulturbezüge anderer Menschen denken.

Für Therapeut*innen ist es entscheidend, sich mit eigenen kulturellen Prägungen auseinanderzusetzen. Die Bewusstwerdung der eigenen unterschiedlichen Kulturbezüge und den damit zusammenhängenden Denk- und Bewertungsmustern, kann zu einer Art »kultureller Emanzipation« (Keuk et al., 2011, S. 99) führen. So kann eine bestimmte Distanz und Neutralität geschaffen werden, um im therapeutischen Setting keine Schlüsse aufgrund von Vorüberzeugungen und -urteilen zu ziehen. Kultursensibilität bedeutet aber auch, ein notwendiges Wissen über mögliche kulturelle Prägungen des Gegenübers zu haben. Die Auseinandersetzung mit solchen transkulturellen Inhalten erfordert Recherche und Weiterbildung. Gleichzeitig geht solch eine Vermittlung wie in diesem Buch damit einher, dass immer wieder verallgemeinernde Aussagen über Kulturelles gemacht werden. Sie sind einerseits notwendig, um weitreichende Informationen generieren zu können, andererseits mit Vorsicht zu behandeln, da sie niemals als absolut zu verstehen sind. Im Kontext von Transkulturalität und Therapie sollen Verallgemeinerungen zur verbesserten Hypothesenbildung und Fragenformulierung dienen. Letztendlich bleibt aber jede Therapiesitzung einmalig und stellt damit einen Einzelfall dar.

Ein transkulturelles Kulturverständnis ermöglicht Therapeut*innen, die Beschränkung auf geografische Aspekte hinsichtlich kultureller Prägungen zu hinterfragen und mit (eigenen) Beobachtungs- und Bewertungsmustern verbundene Kategorisierungen zu reflektieren. Langfristig kann sich so eine kultursensible Haltung entwickeln, die therapeutische Prozesse nachhaltig bereichert. Dann liegt der Fokus am Ende nicht auf vermeintlichen Unterschieden, sondern auf dem, was wir als Menschen gemeinsam haben: unsere Träume, Ängste und das, was verborgen bleibt.

1.3 Zum Migrationsbegriff

Die Klärung des Kulturbegriffs bildet die Grundlage für die Auseinandersetzung mit dem Migrationsbegriff. Kulturelles als heterogen und pluralistisch zu begreifen, beeinflusst die Wahrnehmung sowie Bewertung von Migration und die dahinterliegenden soziokulturellen Mechanismen. Mit Migration ist die »Abwanderung in ein anderes Land, in eine andere Gegend, an einen anderen Ort«[2] gemeint. In Deutschland hat Migration eine eher negative Konnotation. Bezeichnungen wie »Migrationshintergrund« und »ausländisch« sind in Nachrichten, sozialen Medien und Alltag oftmals mit Vorurteilen und Stereotypisierung hinsichtlich Aussehen, Bildung und Stellung verbunden (Will, 2022). Wenn man bspw. an Menschen mit Migrationshintergrund denkt, denkt man womöglich nicht zuerst an die englische Familie oder die dänische Nachbarin. Es existieren bestimmte Vorstellungen, wie Menschen, die eine Migrationsgeschichte haben, aussehen sowie sich verhalten und wie nicht. So wie es oftmals auch eine Vorstellung davon gibt, wer deutsch ist und wer nicht. Dabei kann die potenzielle Migrationsgeschichte meines Gegenübers eine unterschiedliche Sicht- und Hörbarkeit haben. Zusätzlich wird die Wahrnehmung von Menschen mit Migrationsgeschichte durch die persönliche Bewertung beeinflusst, wie weit weg erwartete kulturelle Prägungen des Gegenübers von den eigenen eingeschätzt werden.

In diesem Buch wird mit dem Begriff »Migrationsgeschichte« gearbeitet, weil durch die Verwendung von Migrationshintergrund Othering stattfindet. »Othering« – Andersmachung – beschreibt die »Dis-

2 https://www.duden.de/rechtschreibung/Migration.

tanzierung und Differenzierung zu anderen Gruppen, um seine eigene ›Normalität‹ zu bestätigen«.[3] Damit wird signalisiert und markiert, wer der Norm der Gesellschaft entspricht und dadurch zu ihr dazugehört und wer nicht. In Zusammenhang damit gehen die defizitäre Betrachtungsweise von Migration sowie die Kategorisierung in »deutsche« und »ausländische« Menschen mit alltäglicher und strukturierter Diskriminierung einher.[4] Eine Diskriminierung liegt dann vor, wenn »eine Person ungerechtfertigt benachteiligt oder persönlichkeitsverletzend behandelt wird aufgrund eines tatsächlichen oder zugeschriebenen Merkmals«.[5] Menschen mit arabischer Migrationsgeschichte sind oftmals mit der Diskriminierungsform (antimuslimischer) Rassismus konfrontiert. Sie werden aufgrund (zugeschriebener) Merkmale wie »Ethnizität, Nationalität, ethnische Herkunft, Migrationsgeschichte, kulturelle Identität, Hautfarbe, Name, Sprache sowie Akzent«,[6] Aussehen und Religion diskriminiert.

Für die therapeutische Arbeit ist die Auseinandersetzung mit diesen Aspekten aus zwei Gründen wesentlich. Zunächst sollen dadurch eigene diskriminierende Gedanken und Handlungen erkannt und reflektiert werden. Neben dem Risiko der interpersonellen Diskriminierung sollen Therapeut*innen auch für institutionelle Diskriminierung sensibilisiert werden. Im Gesundheitswesen kann diese »durch Gesetze, bürokratische Verfahren, Routinen, Abläufe, Alltagsnormen, Verhaltenscodices oder Regelungen […], die in der Benachteiligung bestimmter Personen(gruppen) resultieren«, sichtbar werden. Für einen kultursensiblen Umgang in der Therapie ist eine diskriminierungssensible Haltung essenziell, um die Reproduktion von Stereotypisierung zu verhindern und Klient*innen vor Benachteiligung sowie Persönlichkeitsverletzung zu schützen. Die Auseinandersetzung mit dem Kultur- und Migrationsbegriff eröffnet ein tieferes Verständnis für transkulturelle Prozesse – und plötzlich stellt sich die Frage: Welchen Hintergrund habe ich als Therapeut*in eigentlich?

3 https://vielfalt.uni-koeln.de/antidiskriminierung/glossar-diskriminierung-rassismuskritik/othering.

4 https://www.antidiskriminierungsstelle.de/SharedDocs/downloads/DE/publikationen/BT_Bericht/gemeinsamer_bericht_vierter_2021.pdf?__blob=publicationFile&v=10.

5 https://www.fu-berlin.de/sites/diversity/antidiskriminierung/formen/index.html#formen.

6 https://www.antidiskriminierungsstelle.de/SharedDocs/downloads/DE/publikationen/Expertisen/diskrimrisiken_diskrimschutz_gesundheitswesen.pdf?__blob=publicationFile&v=5, S. 9; Quelle, auch für das darauffolgende Zitat.

1.4 Leseleitfaden

In der bisherigen Darlegung wird deutlich, welche entscheidende Rolle die Verwendung von Sprache und die damit einhergehende Wirkung im Kontext von Transkulturalität und Therapie spielen. Daher ist uns als Autorin und Autor wichtig, eine inklusive und diskriminierungssensible Sprache zu verwenden. Denn zusätzlich zu den Theorie- und Praxisinhalten soll auf der sprachlichen Ebene eine kultursensible Haltung gefördert werden.

Wir nutzen das Gendersternchen für eine gendergerechte Sprache. Wörtliche Zitate verbleiben jedoch in ihrer Originalversion. Bei Frauen*, Männern* und ähnlichen Bezeichnungen benutzen wir ebenfalls das Gendersternchen, um auf den Konstruktionscharakter von Geschlechtsbezeichnungen zu verweisen. Ausnahmen bilden Berufe, die lediglich von Männern durchgeführt werden (dürfen) sowie Kontexte, in denen tatsächlich ausschließlich als weiblich oder männlich gelesene Personen gemeint sind. Bezeichnungen wie »Patient*innen« und »Behandelte« verwenden wir nicht, weil sie eine passive Inanspruchnahme von einer Dienstleistung suggerieren (Fent, 2021). In Anlehnung an die Humanistische Psychotherapie betont dagegen die Bezeichnung »Klient*innen« oder »Interaktionspartner*innen« das Eingehen einer Kooperationsbeziehung, in der die Autonomie der Auftraggebenden und die Wechselwirkung in der Therapie im Vordergrund stehen (Eberwein, 2009).

Als Autorin und Autor verwenden wir in unserem Text hauptsächlich unpersönliche Formen, die eine wissenschaftliche Objektivität und Allgemeingültigkeit suggerieren. Wir möchten an dieser Stelle darauf hinweisen, dass Wissenschaftler*innen und Autor*innen insofern grundsätzlich aus einer persönlichen Perspektive schreiben, als dass ihre Recherche, Quellenauswahl und Wortwahl von der eigenen Lebensweise, -einstellung und -erfahrung beeinflusst werden (Fent, 2021). Wir bemühen uns um eine möglichst selbstkritische Haltung mit einer hohen Selbstbeobachtung. Trotz dessen gibt es Stellen, die ein verallgemeinerndes oder kategorisierendes Potenzial haben. Gerade vor dem Hintergrund solcher Stellen möchten wir Ihnen als Lesende das Angebot einer Hilfestellung für eine kultursensible und achtsame Leseart machen. Wir haben Fragestellungen formuliert, die beim Lesen die Sensibilität und Achtsamkeit fördern und damit einen Raum für (Selbst-)Reflexion eröffnen sollen. Denn sowohl für uns als auch Sie gilt es, sich eine kultursensible Haltung zu erarbeiten. Auch dann, wenn wir das Gefühl haben, bereits sehr kultursensibel zu sein. Schließlich steht in transkulturellen Prozessen die Bewusstwerdung an erster Stelle. Denn lediglich das, worüber man sich bewusst wird, kann reflektiert und anschließend hilfreich in Kontakt gebracht werden. Daher folgende Angebote zur Selbstreflexion:

- Was für Gedanken habe ich beim Lesen?
- Was für Bilder kommen in mir beim Lesen hoch?
- Wie bewerte ich das Gelesene?
- Wo tauchen potenzielle Vorurteile auf?
- Wo fällt es mir schwer, nicht zu verallgemeinern?
- Wo verallgemeinern die Autor*innen?
- Wo fühle ich mich angegriffen oder belehrt?
- Wo verspüre ich einen Widerstand?

Durch diese Fragestellungen kann die Introspektionsfähigkeit verbessert werden. Manche Antworten werden zu Veränderungen führen, andere werden einen selbst schockieren und dritte wiederum verbleiben unentdeckt. Am Ende stellt dieses Buch einen Versuch der Annäherung an ein hochkomplexes Thema dar, das Sensibilität und Selbstreflexion erfordert und diese gleichzeitig fördert. Es ist als Anregung und Einladung zu verstehen, sich verstärkt mit transkulturellen Inhalten in der Therapie auseinanderzusetzen und einen möglichst für alle Klient*innen geschützten und gleichberechtigten therapeutischen Raum zu gestalten.

2 Nationalität und Religion im arabischen Sprachraum

Die Klärung des Kultur- und Migrationsbegriffs zeigt die wichtige Position, die Sensibilisierungsprozesse in Bezug auf Sprache und Diskriminierung einnehmen, um die Entwicklung einer kultursensiblen therapeutischen Haltung sowie Arbeitsweise zu fördern. Diese Aspekte spielen bei der Auseinandersetzung mit arabischsprachigen Regionen und ihrer Nationalitäten sowie Religionszugehörigkeiten ebenfalls eine wichtige Rolle. Für die Behandlung einer Klientel mit arabischer Migrationsgeschichte bedarf es eines gewissen Grundlagenwissens zur Einordnung der Regionen, zur Bedeutung des Arabischseins und zum Verstehen des Islams. Gleichzeitig geht es um die Reflexion der eurozentrischen Perspektive auf arabischsprachige Länder. Denn die Vorstellungen und Vermutungen der Therapeut*innen in Deutschland bzgl. dieser Regionen wirken sich auf ihre Denk- und Bewertungsmuster gegenüber Menschen mit arabischer Migrationsgeschichte und damit auf ihre Arbeitsweise aus. Fehlt bestimmtes Wissen und bleiben gewisse Annahmen unreflektiert, bleiben Vorurteile ein Problem in der therapeutischen Beziehung.

2.1 Was bedeutet Arabischsein?

In diesem Buch sind Menschen mit arabischer Migrationsgeschichte im Fokus – doch was genau bedeutet »arabisch« und welche sind die »arabischen« Länder? Bei der Klärung der einzelnen Begrifflichkeiten und Gegebenheiten gilt es, zwischen den Menschen, die sich als Araber*innen identifizieren, und den Regionen, die als arabisch bezeichnet werden, zu unterscheiden.

Ursprünglich waren Araber*innen die in Stämmen lebenden Ureinwohner*innen der Arabischen Halbinsel. Im Verlauf der Geschichte wurde es auch eine Bezeichnung für die Menschen, die während der islamischen Expansion arabisiert worden sind. Die Geschichte des Arabischseins ist demnach von »Jahrhunderten der Durchmischung«[7] durch Eroberung, Migration, Vertreibung und Zwangsbekehrung geprägt. Der marokkanische Literaturkritiker Abdelkébir Khatibi schreibt: »Mit ›Araber‹ meine ich jeden, der sich dort, wo er lebt, als solcher identifiziert – in seiner Geschichte, seiner Erinnerung, wo immer er lebt, stirbt und überlebt und was immer seine geografische, religiöse, ethnische oder nationale Herkunft sein mag.« Diese Definition verdeutlicht die Heterogenität, die mit dem Arabischsein einhergeht. Es geht vielmehr um die individuellen »kulturellen, linguistischen und historischen Kriterien und [...] Erfahrungen« als um Ethnizität, Glauben oder Nationalität.

Wird von Araber*innen gesprochen, wird häufig davon ausgegangen, dass es sich um Personen muslimischen Glaubens handelt. Tatsächlich sieht die Religionsverteilung in den arabischsprachigen Ländern divers aus. Neben der islamischen Mehrheitsreligion, die in einigen Ländern die Staatsreligion bildet, gibt es ebenfalls christlich Gläubige verschiedener Strömungen sowie Jüd*innen. Darüber hinaus gibt es noch Angehörige des Drusentums und des Jesidentums.[8] Demnach sind arabisch und muslimisch nicht als Synonyme zu verwenden; so kann sich eine christliche, atheistische oder agnostische Person als Araber*in identifizieren. Auch im Islam selbst gibt es unterschiedliche Strömungen, die noch näher erläutert werden.

Die arabischsprachigen Regionen bestehen aus einzelnen individuellen und unabhängigen Staaten, die ihre eigenen geschichtlichen, kulturellen und sprachlichen Prägungen haben. Eine verallgemeinernde Bezeichnung wie die »arabischen« Länder wird diesem Umstand nicht gerecht. Zur Verdeutlichung hilft ein Vergleich mit den englischsprachigen Ländern

7 https://www.bpb.de/themen/naher-mittlerer-osten/atlas-des-arabischen-fruehlings/300496/wer-sind-die-araber; Quelle auch für die nächsten beiden Zitate.

8 Drusen sind eine religiöse und ethnische Minderheit in der MENA-Region. Ihre Religion ist eine Form des schiitischen Islam. Jesiden sind eine ethnische und religiöse Minderheit, die hauptsächlich im Nordirak lebt. Ihre Religion ist eine monotheistische Mischung aus Zoroastrismus, Islam und christlichen und jüdischen Elementen.

Irland, Großbritannien, Australien, Kanada und den USA, die man auch nicht als »englische« Länder bezeichnen würde.[9] Daher verwenden wir in diesem Buch vorwiegend die Bezeichnung »arabischsprachige Regionen«. Weitere Möglichkeiten sind: arabischer Sprachraum, arabischsprachige Länder, arabischsprechende Welt und MENA-Region. Letzteres meint »Middle Eastern and North African Region«, wobei der Iran, die Türkei und Israel dazugezählt werden, die jedoch nicht zu den arabischsprachigen Ländern gehören.[10] Tatsächlich erfassen aber auch die Bezeichnungen, die die arabische Sprache als Hauptmerkmal einbeziehen, nicht die Komplexität der Thematik. Denn neben Arabisch werden viele andere Sprachen in den jeweiligen Ländern gesprochen, teilweise sogar von der Mehrheitsbevölkerung. Zusätzlich gleicht ein Arabisch nicht dem anderen. Es gibt verschiedene Dialekte, die sich von Land zu Land unterscheiden, aber auch innerhalb der Staatsgrenzen variieren. So kann es sein, dass sich eine Person aus einer bestimmten Region nicht mit einer aus einer anderen austauschen kann, ähnlich wie der Unterschied zwischen Schweizerdeutsch und Plattdeutsch. Aber auch Araber*innen, die Arabisch nicht als Geburtssprache gelernt haben, können sich als solche identifizieren.

Dennoch bleibt Sprache eines der Hauptmerkmale für die Bestimmung der Zugehörigkeit zu den »arabischen« Ländern. Neben Arabisch als Amtssprache werden die geografische Lage, der Islam als Mehrheitsreligion und kulturelle Prägungen als »arabische« Merkmale festgemacht. Ein weiterer Orientierungspunkt ist die Organisation »Arabische Liga« mit insgesamt 22 Mitgliedsstaaten. Sie ist eine offizielle internationale Organisation und grenzt sich von der allgemeinsprachlichen Bezeichnung »Arabische Welt« ab. Letzteres meint die Länder, die mehrheitlich arabischen kulturellen Prägungen zuzuordnen sind. Dazu gehören die 22 Mitgliedsstaaten der Arabischen Liga sowie sechs weitere Staaten. Die Westsahara bspw. wird zur arabischen Welt gezählt, ist jedoch kein Mitgliedsstaat der Arabischen Liga.

Die arabischsprachigen Regionen lassen sich in folgende Bereiche aufteilen: Maghreb *(Al-maghreb)*, Maschrik *(Al-mashreq)* und die arabische Halbinsel *(Al-khalij)*. Hinzu kommt ein weiterer Bereich, der

9 https://www.theguardian.com/commentisfree/2018/apr/18/lets-banish-the-term-arab-world-what-does-it-mean-anyway.

10 https://www.politikundunterricht.de/2_22/arabische_welt.pdf.

die arabischsprachigen Länder zusammenfasst, die keinem der drei vorgestellten Bereiche zuzuordnen sind. Die Bezeichnungen Maghreb und Maschrik stammen aus dem Römischen Reich und werden in der entsprechenden Literatur weiterhin verwendet.[11] Maghreb – Ort, wo die Sonne untergeht – wird allgemeingeografisch als Nordwestafrika bezeichnet und umfasst Marokko, Mauretanien, Libyen, Tunesien, Westsahara und Algerien. Maschrik – Ort, wo die Sonne aufgeht – bezeichnet die östlich von Libyen und nördlich von Saudi-Arabien liegenden Länder. Dazu gehört Ägypten, Libanon, Irak, Jordanien, die Palästinensischen Gebiete und Syrien. Als rein geografische Orientierung dient die Arabische Halbinsel, zu der Bahrain, Katar, Kuwait, Oman, Saudi-Arabien und die Vereinigten Arabischen Emirate zählen. Geografisch werden die Komoren, Dschibuti, Eritrea, Mali, Somalia, Sudan und Tschad nicht den arabischsprachigen Regionen zugeordnet, sind aber aufgrund der arabischen Amtssprache und der kulturellen Gemeinsamkeiten als Teil der arabischen Länder zu lesen. Von den zuvor genannten Ländern sind Westsahara, Tschad und Eritrea keine Mitgliedstaaten der Arabischen Liga. Bei der geografischen Einteilung von Ländern ist es wichtig, zu beachten, dass kulturelle Grenzen oft fließend sind und manche Zuordnungen umstritten sein können.

Insgesamt wird deutlich, dass das Arabischsein eher als eine Selbstbezeichnung zu verstehen ist, die Menschen für sich wählen. Nicht jede in einem arabischsprachigen Land lebende Person identifiziert sich als Araber*in. Und nicht jede*r Araber*in lebt in einem arabischsprachigen Land. Die geschichtliche und politische Herkunft der Bezeichnung ist komplex und für Außenstehende nur teilweise durchschaubar. Deswegen sollten Therapeut*innen hier sensibel mit Aussagen und Zuschreibungen umgehen.

2.2 Der eurozentrische Blick auf arabischsprachige Regionen

Im deutschen Sprachgebrauch sind folgende Bezeichnungen für die arabischsprachigen Regionen verbreitet: Arabische Länder, Naher Osten, Nordafrika, Vorderasien, (vorderer) Orient, Morgenland und Arabien.

11 Ebd.

Diese Bezeichnungen erwecken den Anschein, die Sachlage ausreichend darzustellen, und verbleiben daher meistens unhinterfragt. Sie sind jedoch sowohl aus geografischer als auch ethnologischer Sicht ungenau. In Alltag und Medien werden diese Regionen meist mit dem Nahostkonflikt, dem »Arabischen Frühling« und den andauernden Bürgerkriegen in einigen Staaten in Zusammenhang gebracht.

Die zuvor aufgezählten Bezeichnungen gehen mit Verallgemeinerungen, Zuschreibungen und Vorurteilen einher, die oftmals einer eurozentrischen Perspektive entspringen. Eurozentrismus meint das Selbstverständnis des Westens als »Zentrum der ›Weltgeschichte‹ und der teleologischen Meistererzählung von Zivilisation und Moderne«.[12] Mit dem »Westen« sind Mittel- und Westeuropa sowie Nordamerika gemeint. Begünstigt wurde diese Perspektive durch die Orientalistik, eine Wissenschaftsdisziplin, die im späten 19. Jahrhundert ihren Anfang hatte und sich mit den Sprachen und kulturellen Inhalten des »Orients« beschäftigt. In der Folge wurden die arabischsprachigen Regionen verstärkt mystifiziert, romantisiert und damit stereotypisiert (Said, 1978). Der europäische Kolonialismus durch Frankreich und England verschärfte das Überlegenheitsgefühl gegenüber den arabischsprachigen Regionen und dem Islam. Einen wichtigen Beitrag zur postkolonialen Perspektive auf den Eurozentrismus lieferte 1978 der Literaturtheoretiker Edward Said. Er prägte den Begriff »Orientalismus« und beschrieb damit in seinem gleichnamigen Werk die verinnerlichten Machtverhältnisse des »Westens« gegenüber dem »Orient«. Es kann als ein europäischer »Ausgrenzungsmechanismus«[13] beschrieben werden und verdeutlicht den eurozentrischen Blick auf die Länder in der MENA-Region und damit auch auf die arabischsprachigen Regionen.

An dieser Stelle sind die Trennung und Unterscheidung gewisser Begrifflichkeiten wichtig. Die Argumentationsstruktur Saids deutet die Gleichsetzung von Antisemitismus und Orientalismus an. Letzterer kann aber weder mit (antimuslimischem) Rassismus noch mit Antisemitismus gleichgesetzt werden. Antisemitismus stellt einen eigenen Bereich im Rahmen der gruppenbezogenen Menschenfeindlichkeit dar. Die Heterogenität des Orientalismus weist vielfältige Möglichkeiten der Abgrenzung

12 https://www.zhdk.ch/forschung/ehemalige-forschungsinstitute-7626/iae/glossar-972/eurozentrismus-3821.

13 https://docupedia.de/zg/Wiedemann_orientalismus_v2_de_2021.

auf, Rassismus und antimuslimischer Rassismus sind wesentlich spezifischer.[14]

Am Beispiel des Arabischen Frühlings lässt sich die mit dem Orientalismus zusammenhängende eurozentrische Perspektive gut aufzeigen. Als die Proteste im Dezember 2010 in Tunesien begannen, bezeichneten Protestierende die Kämpfe als Revolution(en) – *thawra* bzw. *thawrat*.[15] Die Bezeichnung »Arabischer Frühling« wurde von Außenstehenden im westlichen Diskurs gewählt und wird von Araber*innen nicht verwendet. Es ist eine Fremdbezeichnung, die als Orientalismus zu begreifen ist, weil sie aus der eurozentrischen Perspektive die Lebenswirklichkeiten Betroffener mit dem Frühling als romantisches Element verharmlost.

Die geschichtlichen und politischen Umstände in den arabischsprachigen Regionen sind hochkomplex und bedürfen einer tiefen Auseinandersetzung, die den Rahmen dieses Buchs sprengen würde. Nahostkonflikt, koloniale Vergangenheit einiger arabischsprachiger Länder und Antisemitismus stellen nur einige der Themen dar, die hier höchstens angerissen werden können. Neben Bürgerkriegen und unklaren Machtverhältnissen, die die Not der Betroffenen vergrößern, existieren demokratisierende, menschenrechtsumfassende Bemühungen. In einigen Staaten wie Syrien können aufgrund mehrfacher Herrschaftsübernahmen wenige Strukturen aufgebaut werden, in anderen wie Ägypten versuchen islamistische Parteien und Gruppierungen autoritäre, diktatorische oder militärische Regierungen zu etablieren. Gleichzeitig finden aber auch in einigen Staaten wie Katar, den Vereinigten Arabischen Emiraten und Saudi-Arabien Veränderungen statt. So wurden in den letzten Jahren Reformen eingeleitet, die die Rolle der Frau* in der Gesellschaft stärken und die Bürgerrechte verbessern sollen (Fuchs, 2013).

Hiermit sollte die Heterogenität der arabischsprachigen Regionen begreiflich geworden sein. Verallgemeinerungen sollten stets hinterfragt und im notwendigen Kontext begriffen werden. Entdeckt man Wissenslücken, sollten diese mit Informationen gefüllt werden. Denn durch Bewusstwerdung und Weiterbildung können die eurozentrische Perspektive und damit potenziell einhergehendes diskriminierendes Verhalten verringert werden.

14 Ebd.

15 https://www.theglobeandmail.com/opinion/arab-spring-or-revolution/article626345.

2.3 Der Islam

Da ein Großteil der Menschen mit arabischer Migrationsgeschichte muslimisch ist, ist für Therapeut*innen ein gewisses Grundlagenwissen zum Islam sinnvoll. Zu den wichtigsten Aspekten gehören neben allgemeinen Informationen das Regelwerk, zentrale Feiertage und einzelne Strömungen.

Der Islam gehört neben dem Christentum und Judentum zu den drei monotheistischen Weltreligionen. Allah ist das arabische Wort für Gott im Islam, weswegen in diesem Buch auch die Bezeichnung Gott genutzt wird. Derzeit ist der Islam nach dem Christentum die zweitgrößte Religion der Welt und die am schnellsten wachsende. Laut einer Schätzung des Pew Research Center gab es 2015 weltweit 1,8 Mrd. Muslim*innen – etwa 24% der Weltbevölkerung.[16] Während 80% der muslimischen Weltbevölkerung in Ländern leben, in denen der Islam zur Staatsreligion gehört, leben 20% von ihnen als religiöse Minderheit in ihren Heimatländern. Diese Minderheitsbevölkerungen sind oft recht groß. Indien hat z.B. die drittgrößte muslimische Bevölkerung weltweit, in China leben mehr Muslim*innen als in Syrien, und in Russland mehr als in Jordanien und Libyen zusammen.

Der islamische Kalender *Attaqwim al Higri* (Kalender der Auswanderung) richtet sich nach Mondphasen und somit entspricht jeder Monat dem zeitlichen Abstand von 29 oder 30 Tagen zwischen zwei Neumonden. Das islamische Mondjahr dauert ebenso wie der gregorianische Kalender zwölf Monate, aber da insgesamt ein Mondjahr zehn bis zwölf Tage kürzer ist, besteht es lediglich aus 354 bzw. 355 Tagen. Die islamische Zeitrechnung beginnt 622 n.Chr. mit der Auswanderung des Propheten Mohammed von Mekka nach Medina, eine im heutigen Saudi-Arabien liegende Stadt, um sein Leben und das Leben seiner Anhänger*innen zu retten. Dieses Ereignis wird als Auswanderung – *al Higra* – bezeichnet.

Der Koran stellt die heiligste Schrift im Islam dar. Dementsprechend sind das Befolgen und Ausüben der darin enthaltenen religiösen Regeln und Rituale ein wesentlicher und bedeutungsvoller Bestandteil für muslimisch gläubige Personen. Die Entstehungsgeschichte des Islams beginnt mit der göttlichen Offenbarung des Propheten Mohammed durch den Engel Dschibril. Dieser überbrachte den Koran und entspricht dem Erzengel Gabriel im Juden- und Christentum. Der Koran wurde in arabischer

16 http://pewrsr.ch/2s2KmpU.

Sprache überliefert und ist in 114 Suren (Kapiteln) strukturiert, die verschiedene Namen haben und wiederum aus Versen – *Ayat* – bestehen.

Die Glaubensstätte der muslimischen Glaubensgemeinschaft ist die Moschee – *Masjid*: »Ort, an dem man zum Gebet niederfällt« (Elger & Stolleis, 2018). Sie dient dem rituellen islamischen Gebet, Besprechungen, Auseinandersetzungen und als sozialer Treffpunkt. Oftmals sind Koranschulen integriert, in denen das Rezitieren des Korans sowie die Grundregeln des Islams gelehrt werden (Spielhaus & Färber, 2006). Ein Imam übernimmt die Leitung der Gebete in den Moscheen und islamischen Zentren. Die weibliche Bezeichnung ist *Murschida*, die bis auf das öffentliche Gebet die Aufgaben eines Imams erfüllt. In einigen Ländern ist es Frauen nicht gestattet, in Moscheen zu predigen oder als offizielle Imamin zu fungieren. Dennoch gibt es in einigen arabischsprachigen Ländern, wie z. B. Ägypten, Marokko, Tunesien und den Vereinigten Arabischen Emiraten, Frauen, die als Imaminnen tätig sind oder in der religiösen Bildung engagiert sind.

Muslim*in ist, wer das islamische Glaubensbekenntnis, die Schahada, in vollem Bewusstsein gesprochen hat: »Es gibt keinen Gott außer Gott, und Mohammed ist sein Gesandter.« Kinder von muslimischen Eltern sind von Geburt an muslimisch. Die muslimische Glaubensgemeinschaft wird als *Umma* bezeichnet.

Eine weitere wichtige religiöse Schrift ist die Sunna, übersetzt: »gewohnte Handlung, eingeführter Brauch« (Elger & Stolleis, 2018, S. 305). Damit sind gebündelte prophetische Traditionen der islamischen Glaubens- und Pflichtenlehre gemeint, die den Koran ergänzen und/oder erklären. Einen wichtigen Bestandteil der Sunna bilden die Hadithe (Berichte, Mitteilungen), die Überlieferungen der Aussprüche und Handlungen des Propheten Mohammed beinhalten. Sie lassen sich in drei Kategorien einteilen: Ein Hadith *da'if* hat eine schwache, möglicherweise nicht vertrauensvolle Überlieferungskette; Hadithe *mu'allaq* sind fraglich, weil die Überlieferung Unterbrechungen aufweist; ein Hadith *sahih* ist hingegen authentisch und damit glaubwürdig.

Das Regelwerk richtet sich nach den fünf Säulen des Islams. Die erste Säule bildet die Schahada – das Glaubensbekenntnis. *Salah*, das fünfmal am Tag zu verrichtende Gebet, ist die zweite Säule, denn der Gebetsruf – Adhan – erklingt in muslimischen Ländern fünfmal am Tag aus den Moscheen, indem er vom Muezzin gerufen oder als Aufnahme über Lautsprecher ertönt. *Zakat* ist die Abgabe an Menschen, die auf finanzielle Unterstützung angewiesen sind, und die dritte Säule. Die vierte bildet *Saum*, das Fasten im Monat Ramadan, der immer im neunten Monat des islamische Mondkalenders stattfindet. Aus Sicht des gregorianischen Sonnenkalenders findet dieser Fastenmonat jedes Jahr zehn bis zwölf Tage früher statt. Die letzte Säule ist Haddsch, was die Pilgerfahrt nach Mekka beschreibt, die jede muslimisch gläubige Person einmal in ihrem Leben auf sich nehmen sollte, sofern die finanzielle Situation es ermöglicht.

Das Opferfest *Eid al-Adha* ist das höchste islamische Fest. Es wird zum Höhepunkt der Pilgerfahrt gefeiert, dauert vier Tage und erinnert an die Geschichte des Propheten Ibrahim – Abraham – und seines Sohnes Ismail – Isaak –, ähnlich der jüdischen und christlichen Geschichte. Ein weiteres sehr wichtiges Fest stellt das dreitägige Fastenbrechen *Eid al-Fitr* dar, auch Zuckerfest genannt, das sich an den Ramadan anschließt. Die Dauer und Form der Festivitäten unterscheiden sich in Abhängigkeit von Region und Land. Weitere muslimische Feierlichkeiten sind das islamische Neujahr sowie der Geburtstag und die Himmelsreise des Propheten Mohammed – *Al-Mawlid al-Nabawi* und *Al-Isra wal Miraj*.

Im Islam gibt es unterschiedliche Glaubensrichtungen. Den größten Anteil mit über 85% machen die Angehörigen des Sunnitentums aus. Ihre Glaubensführer sind die ersten vier Nachfolger des Propheten Mohammed und werden als Kalifen bezeichnet. Die Zeit der vier Kalifen wird im Islam als *Rashidun* bezeichnet, was bedeutet, dass sie rechtgeleitet waren und den Islam in Übereinstimmung mit den Lehren des Propheten Mohammed brachten.

Es gibt vier sunnitische Rechtsschulen: Die schafiitische, malikitische, hanbalitische und hanafitische. Dabei können Angehörige des Sunnitentums frei entscheiden, welcher dieser Rechtsschulen sie folgen. Sie unterscheiden sich in ihren Interpretationen von Glaubensfragen und in religiösen Praktiken. Ihre Entstehung beruht auf historischen und wirtschaftspolitischen Ereignissen.[17]

Zu den Strömungen des Sunnitentums gehört auch der fundamentalistische Wahhabismus, der eine konservative und gottgewidmete Lebens- sowie Staatsführung zum Ziel hat. Der Koran unterliegt einer dogmatischen Interpretation und Anhänger*innen orientieren sich an der Gesellschafts- und Religionsvorstellung der ersten drei Generationen nach dem Tod des Propheten Mohammed. Der Wahhabismus hat seine Wurzeln im heutigen Saudi-Arabien, wo er im 18. Jahrhundert entstanden ist. Nahezu identische Glaubensgrundsätze sind im sunnitischen Salafismus verbreitet. Zusätzlich sind dort aber politisierte und dschihadistische

17 https://www.islamundkoran.net/die-rechtsschulen-im-islam.

Strömungen vertreten. Erstere streben »die Errichtung einer gottgefälligen Gesellschaftsordnung durch Einführung eines islamischen Staats«[18] an und letztere sind zusätzlich zur Anwendung von Waffengewalt bereit. Extremistische Strömungen im Islam sind jedoch eine Minderheit und ein Phänomen, das auch aus anderen Religionen bekannt ist.

Die zweitgrößte Strömung des Islams ist das Schiitentum – auch Schia genannt – mit 13–15% Angehörigen, von denen die Mehrheit in vier Ländern lebt: Iran, Pakistan, Indien und Irak. Im Unterschied zum Sunnitentum, beruft sich die Schia auf einen direkten Nachkommen des Propheten als Glaubensführer. Sie glauben, dass der Prophet Mohammed seinen Cousin und Schwiegersohn Ali zu seinem Nachfolger bestimmt hat und dass auf Ali elf weitere Imame aus seiner Nachkommenschaft folgten, die sie im Imamat zusammenfassen. Imame gelten als religiöse und politische Oberhäupter der schiitischen Gemeinschaft, als von Gott auserwählte Vertreter Mohammeds. Ihre Lehren besitzen für die Schia eine ähnlich große Autorität wie der Koran. Zu den schiitischen Strömungen gehören Imamiten, Ismailis, Zaydis, Aleviten und Alawiten. Die Schia hat ebenfalls verschiedene Rechtsschulen. Die größte Gefolgschaft hat die Ja'fari-Schule, die auf den Lehren des Imams Jafar al-Sadiq beruht. Sie ist das offizielle Rechtssystem im Iran. Die Imame im Schiitentum sind nicht mit dem allgemeinen Beruf eines Imams bzw. einer *Murschida* zu verwechseln.

Es gibt weitere islamische Strömungen, die sich nicht eindeutig als sunnitisch oder schiitisch klassifizieren lassen. Der Sufismus bspw. kombiniert muslimische Glaubensansätze mit spirituellen und mystischen Überzeugungen.

Muslimisch und/oder arabisch zu sein geht also mit einer Vielfalt an Bedeutungen, Zugehörigkeiten und auch Zuschreibungen einher. Im Sinne eines multiperspektivischen Blicks auf Migration und Kulturen, bedarf es intensiver Auseinandersetzung mit eigenen Vermutungen und Vorstellungen. Die Autorin Kübra Gümüşak schreibt dazu in ihrem Buch *Sprache und Sein* (2021, S. 152): »Wenn eine einzige Geschichte die Wahrnehmung einer ganzen Gruppe von Menschen dominiert, dann existieren diese Menschen nicht mehr als Individuen. Die Definition von Menschen anhand einer Kategorie ist nicht zwangsläufig falsch, sondern unvollständig. Eine Wahrheit wird zur *einzigen* Wahrheit«.

18 https://de.qantara.de/inhalt/radikaler-sunnitischer-islam-wahhabiten-und-salafisten-gleiche-basis-unterschiedliche-mittel.

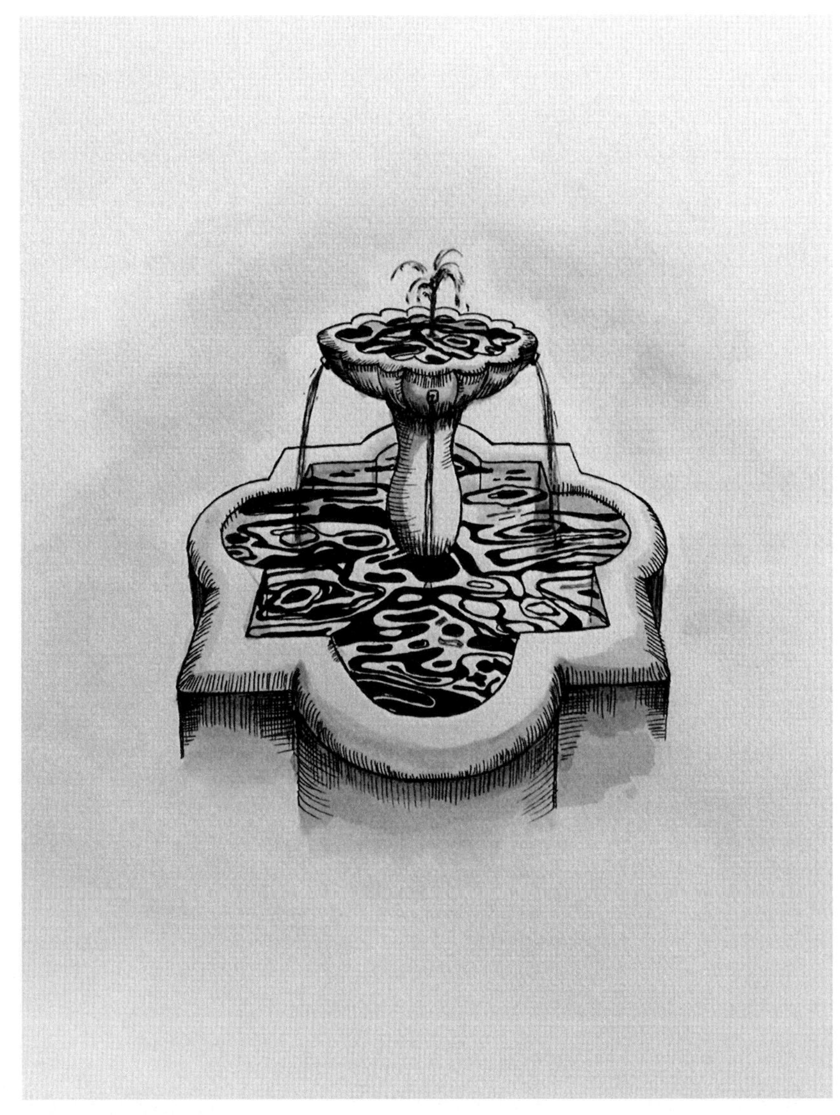

3 Musik im Islam

Im islamischen Recht werden Handlungen, Lebensweisen und Einstellungen in fünf Kategorien unterteilt. Dazu gehören die beiden Bezeichnungen halal und haram – erlaubt und nicht erlaubt.[19] Grundsätzlich ist alles halal, was nicht bereits als haram markiert worden ist. Gerade in fundamentalistischen Strömungen wie dem Wahhabismus und Salafismus gibt es eine Vielzahl von Handlungen und Aspekten des täglichen Lebens, die als haram gelten. So vertreten deren Gelehrte die Ansicht, dass Gesang, Musikhören sowie das Spielen von Musikinstrumenten haram, also verboten sind.

Wer schon einmal eine Koranrezitation gehört hat, wird sich vielleicht die Frage stellen, ob das denn nicht Gesang und damit ebenfalls Musik sei. Die Auseinandersetzung mit dem »Musikverbot«[20] führt zur Frage, welcher Musikbegriff im Islam vorherrscht. Im Islam gibt es einige Traditionen, die mit religiösen Ritualen oder Festen im Zusammenhang stehen, bei denen ein gesangsähnlicher Ausdruck im Vordergrund liegt. Diese werden von muslimischen Gelehrten jedoch nicht als »Gesang« oder »Musik« bezeichnet. Schaut man in die frühislamische Zeit, wurden dort musikähnliche Elemente bereits als medizinisches Mittel bei Erkrankungen verwendet. Um einen Überblick über die Stellung der Musik im Islam zu bekommen, werden nachfolgend zunächst musikalische bzw. musikähnliche Elemente, dann musikmedizinische Praktiken in der frühislamischen Zeit und zuletzt Ursachen und Gegenargumente für das »Musikverbot« dargestellt.

19 https://neuemedienmacher.de/fileadmin/dateien/Glossar_Webversion.pdf.

20 Da es sich bei dem »Musikverbot« um ein Konstrukt handelt, wird es in Anführungsstriche gesetzt.

3.1 Musikalische und musikähnliche Elemente im Islam

Eines der bekanntesten muslimischen Lieder ist das Willkommenslied: *Talaa albadru alaina* (»Seht, wie der Vollmond auf uns scheint«). Es entstand 622, als der Prophet Mohammed nach seiner Auswanderung von Mekka in Medina ankam. Heutzutage wird es hauptsächlich zu seinem Geburtstag – *Al-Mawlid al-Nabawi* – gesungen (Abdelazim, 2018). Liednoten und der Text stehen in der Repertoiresammlung zur Verfügung (RS 1.1).

Der Gebetsruf Adhan und die Koranrezitationen *Tilawa* sind praktische islamische Anbetungsformen und werden als »Lesen mit schöner Stimme« definiert. In arabischsprachigen Regionen wird der Adhan live vorgetragen und aus dem jeweiligen Moscheeraum mit einem Mikrofon in entsprechende Lautsprecher übertragen. Der Muezzin läutet als Gebetsrufender fünfmal am Tag das Gebet ein. Freitags beginnt in arabischsprachigen Ländern das Wochenende, weshalb der Adhan beim Gottesdienst im Fernsehen, Radio und in allen Moscheen live übertragen wird. Der Muezzin trägt den Adhan in verschiedenen Maqamat vor, wobei eine schöne und weittragende Stimme ausschlaggebend ist.[21] V. a. der letzte Punkte zeigt, wie nah die Praktik des Adhans am Gesang ist (RS 1.2).

Tilawa steht für die Kunst der Rezitation nach den feststehenden Regeln des Korans in Bezug auf Aussprache, Intonation und Zäsuren (Touma, 1998). Der Bezug zwischen Musik und Koranrezitationen ist höchstumstritten, was mit der ambivalenten Haltung der traditionellen islamischen Gelehrsamkeit zum Musikbegriff zusammenhängt. In der Kunst der Koranrezitation werden nationale und internationale Wettbewerbe ausgetragen (RS 1.3).

Eine ebenfalls musikähnliche Form haben *Inshad dini* – religiös-gesungene Poesie (RS 1.5). Sie behandeln religiöse Themen und werden in arabischsprachigen Ländern auf der Basis verschiedener Maqamat gesungen (Frishkopf, 2007). Die bekanntesten Formen sind: *Ibtihalat* (Bitten an Gott; RS 1.5), *Tasbih* (Verherrlichung Gottes), *Madih* (Lobpreis für den Propheten Mohammed) und *Nashid* (Hymne). Lediglich letzteres ist durch einen rhythmischen männlichen Gesang mit möglicher Begleitung von Schlaginstrumenten charakterisiert. Gegenwärtig wird *Nashid* von den meisten Menschen muslimischen Glaubens als zulässige Gesangsform

21 https://miz.org/de/beitraege/musik-im-islam.

angesehen. Dennoch wird die ein *Nashid* singende Person als *Munshid* (Vorträger*in eines Gedichtes) und nicht als *Mughanni* (Sänger*in) bezeichnet. Der Unterschied ist, dass ein*e *Mughanni* mit Begleitung von melodischen Musikinstrumenten und ein*e *Munshid* höchstens in Begleitung von Schlaginstrumenten singt. Hier zeigt sich erneut eine alternierende Definition des Musikbegriffs.

Die Auseinandersetzung mit den musikalischen bzw. musikähnlichen Elementen im Islam ist für Musiktherapeut*innen wichtig, um sich bewusst zu machen, dass Musikverständnisse und -begriffe dehnbar und variabel sind. Wie in der therapeutischen Arbeit mit einer Klientel mit arabischer Migrationsgeschichte und in diesem Fall mit muslimischen Glaubens eine Haltung und Umsetzung aussehen kann, wird in Kapitel 8 beschrieben.

3.2 Musik als Medizin in der frühislamischen Zeit

Ein Blick in die Zeit der frühislamischen Zivilisation zwischen 750 und 1258 zeigt, dass damals erste musikmedizinische Methoden angewendet worden sind. Musik wurde eingesetzt, um die Heilung Erkrankter zu unterstützen und ihre Verbindung zu Gott zu stärken. Sie wurde in der Regel bei psychischen Belastungserscheinungen wie Wahnvorstellungen und depressiven Verstimmungen eingesetzt, aber auch bei somatischen Erkrankungen wie Lähmungen und Zahnschmerzen (Shiloah, 1995). Insbesondere die beruhigende Wirkung von Musik wurde zur Linderung von Symptomen genutzt (Erdal & Erbas, 2013). Der musikmedizinische Einsatz in der frühislamischen Zeit war von der griechischen Philosophie beeinflusst. Abu Yaqub ibn Ishaq al-Kindi (801–870) gilt als der erste Gelehrte der islamischen Zivilisation, der Musik medizinisch einsetzte. Nach Amnon Shiloah (1995), Musikethnologe und Professor für Musikwissenschaft, hielt sich al-Kindi an die Philosophie Aristoteles: Musik steht über die Elemente Wasser, Luft, Feuer und Erde in Beziehung zum Menschen und zur Kosmologie.

In der islamischen Zivilisation gab es einige Krankenhäuser, die Menschen mit psychischen Erkrankungen aufnahmen. Musik wurde im medizinischen Kontext hauptsächlich auf drei Art und Weisen eingesetzt: 1) Spielen verschiedener melodischer Modulationen, die an Bedürfnis, Stimmung und Zustand der Behandelten angepasst wurden; 2) Einbezug religiöser Elemente wie Adhan und Koranrezitation; 3) architektonischer Einbau von Klangerlebnissen in den Krankenhäusern selbst. In der Umgebung des Krankenhausgebäudes wurden natürliche Klänge integriert und damit auch als Musikform angesehen. Zu den Klangerlebnissen gehörten das Rauschen des Brunnenwassers in der Mitte des Hofes, das Zwitschern von Kanarienvögeln an bestimmten Fenstern sowie das Plätschern von Springbrunnen.

Es wird also deutlich, wie tief die Verbindung von Musik und ihrer Verwendung in der islamischen Zivilisation einst war. Dies kann als Anfang der therapeutischen Verwendung von Musik gesehen werden. Interessant ist, wie weitgefasst der Musikbegriff und damit das Musikverständnis zu sein schien. Es stellt sich die Frage, warum der therapeutische Einsatz von musikalischen Mitteln im weiteren Verlauf der Geschichte nicht weiterentwickelt wurde, sondern in Vergessenheit geraten ist und Musik als Medium kritisch betrachtet wurde.

3.3 »Musikverbot«: Ursachen und Gegenargumente

Musikmachen und -hören haben im Islam eine umstrittene Stellung. Hinsichtlich des »Musikverbots« *(»Tahrim al-Musiqa«)* gehen die Ansichten und Meinungen der muslimischen Gelehrten auseinander. Neben den anfangs benannten fundamentalistischen Strömungen ist das »Musikverbot« auch manchmal unter nicht fundamentalistischen Muslim*innen verbreitet. Das könnte daran liegen, dass sie von dem Verbot bspw. in einer Predigt gehört haben und danach handeln, aus Vorsicht oder um sicher zu sein, nichts Falsches zu tun. Auf diese Weise könnte es zu einer Grundüberzeugung in einer Familie werden, der dann alle Mitglieder folgen.

Auf der Suche nach einer gemäßigten Meinung und Interpretation des »Musikverbots« im Islam konnte ich (MS) im Rahmen meiner Masterarbeit (2019) zwei Interviews mit einem repräsentativen Gelehrten des Ägyptischen Fatwa-Amts führen. Da keine Aufnahmen vom Interview erlaubt waren, basieren die Aussagen auf einem Erinnerungsprotokoll, das gegen Buchende zu finden ist.[22] Mit Sitz in Kairo ist das Ägyptische Fatwa-Amt in der muslimischen Welt eines der wichtigsten Zentren für

22 Mit dem Erinnerungsprotokoll als Primärquelle hat man die Möglichkeit, sich selbst ein unmittelbares Bild zu zentralen Fragen des Musikgebrauchs im Islam zu machen.

islamische Rechtsfragen. Eine Fatwa ist eine Rechtsauskunft von einer muslimischen Autorität, die klären soll, ob eine Handlung mit den Grundsätzen des islamischen Rechts vereinbar ist. Dabei basiert die Beurteilung auf der islamischen Rechtsschule der jeweiligen Autorität und seiner oder ihrer persönlichen Interpretation.[23] Das Ägyptische Fatwa-Amt hat eine ausführliche in englischer Sprache verfügbare Homepage, wo es ebenfalls Beiträge zur Stellung von Musik im Islam gibt.[24] Sowohl dort als auch im erwähnten Interview werden die Belege für das »Musikverbot« entkräftet.

Um die Hintergründe für das »Musikverbot« zu verstehen, werden im Folgenden zunächst die religiösen Belege dargestellt, die für die Legimitierung des »Musikverbots« verwendet werden. Anschließend werden die entkräftenden Belege mit Bezug auf das Interview dargestellt.

Die Rechtfertigung des »Musikverbots« beruht auf mehreren vermeintlichen Beweisen, die von den entsprechenden Vertreter*innen fortlaufend als Begründung eingebracht werden. Dabei wird v. a. von fundamentalistischen Strömungen wie dem Wahhabismus und Salafismus auf gewisse Suren im Koran sowie auf bestimmte Hadithe verwiesen. Die drei verbreitetsten Belege für das »Musikverbot« lauten:

1. Im Koran steht geschrieben: »Und unter den Menschen gibt es solche, die zerstreuende Unterhaltung vorziehen, um (Menschen) ohne Wissen von Allahs Weg hinweg in die Irre zu führen und, um damit Spott zu treiben. Solchen (Menschen) harrt eine schmähliche Strafe« (Sure *Luqman* 31:6)[25]. Für Gläubige, die das »Musikverbot« lehren, zählen das Spiel von Musikinstrumenten und der Gesang zur zerstreuenden Unterhaltung, sodass sie haram sind.
2. In einem von dem bedeutsamsten Gelehrten Imam al-Bukhari (810–870) überlieferten Hadith steht geschrieben: »Wahrlich, in meiner Ummah (Volk) wird es Leute geben, die *Al-Hir* (Ehebruch), die Seide (für Männer), den *Khamr* (berauschenden Alkohol) und die Musikinstrumente als erlaubt erachten.«[26] Auch diese Aussage bestätigt für die entsprechenden Gelehrten das »Musikverbot«.
3. Im Koran wird vor der betörenden Stimme Satans gewarnt, ohne dies genauer zu differenzieren (Sure *al-Isra* 17:64). Es gibt verschiedene

23 https://neuemedienmacher.de/fileadmin/dateien/Glossar_Webversion.pdf.

24 https://www.dar-alifta.org/en/fatwa/details/6870/musical-instruments-in-islam.

25 Diese und folgende Zitate aus dem Koran sind Rassoul (2009) entnommen.

26 Sahih al-Bukhari 5590 Buch 74, Hadith 16.

> Interpretationen von diesem Vers. Der salafistische deutsche Prediger Ibrahim Abou-Nagie lehrt, dass das Spiel von Musikinstrumenten und der Gesang damit gemeint seien.[27]

Dem Verständnis des Interviewpartners nach wurden das Spielen von Musikinstrumenten und der Gesang von Gott nie verboten, solange die Menschen dadurch nicht aufgefordert oder dazu ermutigt werden, Sünden zu begehen. Demnach wäre ein Lied, das zu Verderbtheit oder Fehlverhalten ermuntert, haram. Das gleiche gilt für Lieder, die keinen Aufforderungscharakter dieser Art haben, aber bspw. bei unmoralischen Veranstaltungen gehört und/oder gespielt werden. Dann wäre auch diese Musik haram. Unmoralisch meint hier Verhalten, das nach dem Islam verboten ist.

Der Interviewpartner berichtete auch von einem Hadith, in dem der Prophet Mohammed seine Frau Aisha gefragt hatte, ob sie zum Anlass einer Hochzeit, einen Sänger mitgeschickt hätte. Diese Überlieferung stellt einen Wiederspruch zur Auslegung der Gelehrten von Sure *Luqman* dar. In Bezug auf diese Sure erklärte der Interviewpartner, dass mit »zerstreuender Unterhaltung« unsinniges Gerede und jede Art von Unterhaltung gemeint sein kann, und nicht zwangsläufig Gesang und Musik allein. Wäre es wirklich verboten, hätten beide Begriffe direkt benannt werden sollen. Im weiteren Verlauf des Interviews ergänzte er, dass der Hadith al-Bukhari 5590 *da'if* und damit zweifelhaft ist. Selbst wenn es sich doch um ein Hadith *sahih* handeln würde, wäre Musik nur dann haram, wenn alle vier im Vers aufgezählten Bedingungen aufeinandertreffen würden – also im Falle einer unmoralischen Veranstaltung.

Als Begründung für das verstärkte Aufkommen und die Verbreitung des »Musikverbots« benannte der Interviewpartner, dass im Laufe der Zeit Musik verstärkt mit Obszönität verbunden wurde. Deswegen verschärften einige muslimische Gelehrte ihre Ansicht und statt Musik zu erlauben, solange sie nicht vulgär oder obszön ist und gegen die Grundsätze des Islams verstößt, sprachen sie ein generelles Verbot aus und bezeichneten Musik als haram. Zur Fragestellung, ob Musiktherapie haram sei, erklärte er, dass die islamische Religion weder Musik noch Therapie verbietet, sondern umgekehrt zur Behandlung mit allen Mitteln und Methoden rät.

Zusammenfassend wird deutlich, dass es zum Teil unterschiedliche Interpretationen des »Musikverbots« gibt. Dabei spielen Auslegung

27 https://journal-exit.de/wp-content/uploads/2020/05/85-347-1-PB_CD.pdf.

und Einfluss der Meinungsvertreter*innen eine große Rolle. Die vorherrschende islamische Meinung zeigt sich in der Annahme, dass Musik dann verboten ist, wenn sie einen Inhalt darstellt und/oder eine Handlung begleitet, die haram sind. Der Koran ermutigt zum Nachdenken und Hinterfragen und lässt bei vielen Themen Raum für Selbstbefragung. Gleichzeitig entsteht dadurch Interpretationsraum, sodass es zur Frage des »Musikverbots« widersprüchliche Fatwas gibt. Die Theologin Tuba Isik bringt es auf den Punkt: »›Das ist verboten‹, ist viel einfacher als zu sagen ›Schau mal, da gibt es unterschiedliche Meinungen.‹«

4 Von der klassischen arabischen Musik zur Popularmusik

Die Auseinandersetzung mit der Stellung der Musik im Islam zeigt sowohl die Ambivalenz als auch die Verwandtschaft zwischen den musikalischen Elementen und den jeweiligen religiösen Ausdrucksformen. Mit Blick auf die eher säkularen Musikformen der arabischsprachigen Regionen zeigt sich die eindeutige und unabdingbare Zugehörigkeit von Musik zu Alltag und kulturellen Inhalten trotz des »Musikverbots«. Für Musiktherapeut*innen ist die Auseinandersetzung mit den Musikformen der arabischsprachigen Regionen demnach essenziell. Dies bestätigte ebenfalls eine Umfrage, in der im Rahmen meiner Masterarbeit (MS, 2020) untersucht wurde, welches musikalische Wissen Musiktherapeut*innen für eine verbesserte therapeutische Arbeit mit einer Klientel mit arabischer Migrationsgeschichte zu brauchen glauben. Dabei ließen sich aus den Ergebnissen folgende Kategorien ableiten: musiktheoretische Inhalte, Instrumentenkunde, Improvisationsformen, traditionelle Lieder, berühmte Sänger*innen und aktuelle Hits.

4.1 Hinweise zur Hörhaltung

Vor der Beschäftigung mit arabischer Musik wird zunächst das Themenfeld Hörgewohnheit und -haltung umrissen. Im vorherigen Kapitel wurden bereits musikähnliche Formen dargestellt, die für Lesende möglicherweise unbekannt sind. Es deutet sich an, dass in Deutschland wenig Wissen über die Musikpraxis in arabischsprachigen Regionen und im Islam vermittelt wird. Insgesamt liegt der Fokus eher auf der Beschäftigung mit »westlichen« Musikkulturen. Die arabische Musikpraxis und -geschichte ist in der deutschen Schul- und Hochschulbildung wenig vertreten. Dafür steht symbolisch der Beitrag »Dekolonisierte Musikgeschichte: Here History Began«, erschienen 2020 im *Deutschlandfunk Kultur*:[28]

> »Der ägyptisch-amerikanische Musiker Halim El-Dabh zählt zu den größten Innovatoren der Musik im 20. Jahrhundert. Nie von ihm gehört? Warum eigentlich? [...] Man könnte sagen, dass mit Halim El-Dabh die Geschichte der elektronischen Musik beginnt. Noch vor Pierre Schaeffer in Frankreich erfand er 1944 in Ägypten die Komposition mit Tonbandgeräten, die spätere ›musique concrète‹.«

Die entscheidende Frage, warum man noch nie von Halim El-Dabh (1921–2017) gehört hat, hängt zum Teil mit dem eurozentrischen Blick und der kolonialen Vergangenheit zusammen. Die klassische »westliche« Musik geht mit einer Selbstverständlichkeit und Überlegenheitsbehauptung einher. Sie wird als »unmarkierte Norm« (Fent, 2022, S. 8) konstruiert und steht unhinterfragt für ein Gebildet- und Gehobensein. Die klassische »westliche« Musik gilt als universell und ist durch die Kolonialisierung tief mit Machtstrukturen der heutigen Gesellschaften und damit mit dem Weißsein verbunden (Ewell, 2021). In Bezug auf die Werke berühmter Komponisten wie Bach erklärte der Musiktheoretiker Philip A. Ewell 1966: »Definiert und geschrieben haben all das weiße Männer, die damit die Deutungsmacht ergriffen haben. Was sie definierten, gilt als ästhetischer Standard für die Musik – und er gilt als überlegen.«[29]

Diese Strukturen wirken ebenfalls in der Musiktherapie, wo größtenteils die klassische »westliche« Musik eine Grundlage darstellt, wenn es bspw. um Aufnahmeprüfungen oder Improvisationsseminare im Studium geht. Eine Bewusstwerdung und Reflexion der daraus resultierenden Marginalisierung anderer Musikformen ist essenziell, um Othering zu vermeiden (Fent, 2022). Der eurozentrische Blick kann sich auf die Hörgewohnheiten und -haltung auswirken: Was bekannt und leicht verfügbar ist, wird gern und oft gehört. Unbekannter musikalischer Input könnte sich sogar »seltsam« oder »falsch« anhören. Dabei basieren ästhetische Empfin-

28 https://www.deutschlandfunkkultur.de/dekolonisierte-musikgeschichte-here-history-began-100.html.

29 Zit. n. https://www.zeit.de/2021/20/rassismus-klassik-phil-ewell-klassische-musik-europa-usa-deutschland.

dungen auf individuellen kulturellen Prägungen und den damit einhergehenden Hörgewohnheiten: Was oft und von klein auf gehört wird, klingt schön und vertraut. Daher ist es empfehlenswert, beim weiteren Lesen die Verweise auf die Repertoiresammlung zu nutzen und in einige Beispiele hineinzuhören. Vor dem Hintergrund der zuvor beschriebenen Aspekte können die eigenen Reaktionen dann beobachtet und reflektiert werden.

Zuletzt ist folgende Begriffsklärung wichtig: Im weiteren Verlauf werden die verallgemeinernden Bezeichnungen »klassische arabische Musik«, »moderne arabische Musik« und »arabische Musik« verwendet. Dabei sind traditionelle, folkloristische, klassische und populäre Musikformen des arabischen Sprachraums ein Resultat aus sich überlappenden Musikkulturen und dem Einfluss von nicht arabischsprachigen Ländern. Im Folgenden wird lediglich ein Teil des gesamten Spektrums »arabischer Musik« dargestellt. Die Bezeichnungen verbleiben dabei ohne Anführungsstriche zur Vereinfachung verallgemeinernd, weswegen an dieser Stelle die Heterogenität hervorgehoben wird.

4.2 Grundlagen klassischer arabischer Musik

Die klassische arabische Musik beruht auf spezifischen Intervallstrukturen, die von Al-Farabi (872–950) im 10. Jahrhundert entwickelt wurden (Touma, 1998). Die Musikformen sind hauptsächlich homophon, was bedeutet, dass es meistens eine Melodie mit Rhythmus und wenig bis gar keine Harmonien gibt. Spielen mehrere Instrumente gleichzeitig, so spielen sie entsprechend in den meisten Fällen die gleiche Melodie. Die klassische arabische Musik wurde lange Zeit mündlich überliefert. Um die Zugänglichkeit für die allgemeine Musikwelt zu erhöhen, begann Ende des 19. Jahrhunderts die Notation im »westlichen« Stil mit originalen und abgewandelten Vorzeichen.

Tonsystem

Im arabischen Tonsystem besteht eine Oktave aus 24 gleich großen Intervallen, wodurch eine Vierteltonskala entsteht (NB 1)[30]. Die Skala ver-

30 NB steht im gesamten Buch für Notenbeispiel.

läuft in Vierteltonschritten, die in der klassischen »westlichen« Musik bekannten Töne werden in vier geteilt. Dadurch entstehen insgesamt sechs Vorzeichen: Jeweils drei Arten von B- und Kreuz-Vorzeichen. So kommt in der Theorie nach einem Ganzton ohne Vorzeichen, ein Vierteltonschritt, dann ein halber und zuletzt ein Dreivierteltonschritt mit jeweils entsprechenden Vorzeichen (NB 1). Dabei ist zu beachten, dass es in der Praxis keine Vierteltonintervalle gibt, sondern lediglich Dreiviertel-, Halb-, Ganz- und Eineinhalbtonintervalle. Die Vierteltöne kommen ausschließlich in der Theorie vor und finden sich daher in keinen Tonleitern. Das bedeutet, dass es im praktischen Spiel keine aufeinanderfolgende Vierteltonschritte gibt, weder einen noch mehrere. Mit der Bezeichnung »Viertelton« ist gemeint, dass ein bestimmter Ton um ein Viertel tiefer gespielt werden soll – auf Arabisch ein *Roba'*-Ton –, wodurch dann ein Dreivierteltonintervall entsteht.

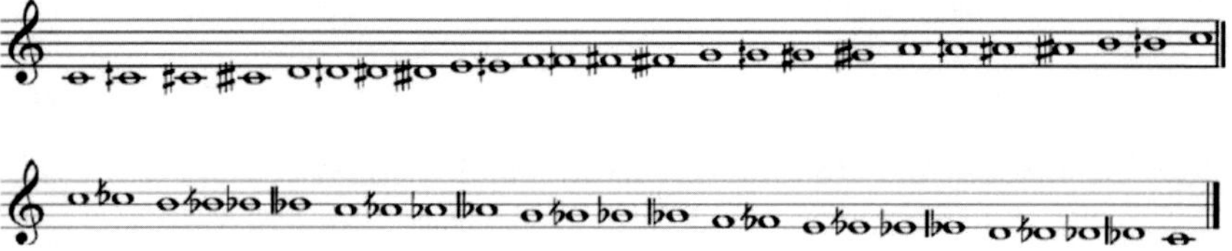

NB 1: Vierteltonskala – Oktave mit 24 Tönen

Jeder der 24 Töne hat einen eigenen Namen und der Tonumfang beträgt zwei Oktaven (Doppeloktavumfang). Alle weiteren Oktaven werden als Ober- und Unteroktave bezeichnet, wobei sich die Notennamen dann jeweils wiederholen, wie im »westlichen« Tonsystem. Die exakte Größe eines Vierteltons ist in der Musiktheorie umstritten. Auch der Dreivierteltton besitzt keine für alle Tonleitern bindende Größe. Die Schwankungsbreite dieses Tonschritts trägt viel mehr entscheidend zum Charakter der arabischen Musik bei (Touma, 1998). Die Intonation unterscheidet sich im tatsächlichen Gebrauch wesentlich von einer geraden 24-Tonskala. Darüber hinaus unterscheidet sich die Intonation vieler Tonarten leicht von Region zu Region.

Maqam, im Plural Maqamat, ist ein Oberbegriff für die in der arabischen Musik verwendeten Tonarten und -leitern. Ein Maqam besteht in der Regel aus sieben Tönen, wie es bei »westlichen« Tonleitern der Fall ist. Auf Deutsch übersetzt bedeutet Maqam »Ort« und kann als »melodischer Modus« beschrieben werden (Farraj & Shumays, 2019). Ein Maqam besteht aus einer charakteristischen Kombination von kleinen, großen, um einen Viertelton erniedrigte oder erhöhte Sekunden, sodass dann Dreivierteltonintervalle entstehen (Touma, 1998).

Es gibt folgende acht Haupt-Maqamat: *Rast* (NB 2), *Saba*, *Nahawand*, *Agam*, *Bayati*, *Sigah*, *Higaz* und *Kurd* (RS 2). Jeder Maqam hat bis zu 20 weitere Varianten und es werden insgesamt mehr als 120 Maqamat benutzt, was im Vergleich zu in der »westlichen« Musik vorkommenden Tonarten und -leitern sehr viel ist. Nicht alle Maqamat sind in der gesamten arabischen Welt verbreitet. Viele von ihnen werden mündlich unterrichtet und über umfangreiches Hören des traditionellen arabischen Musikrepertoires überliefert (Farraj & Shumays, 2019).

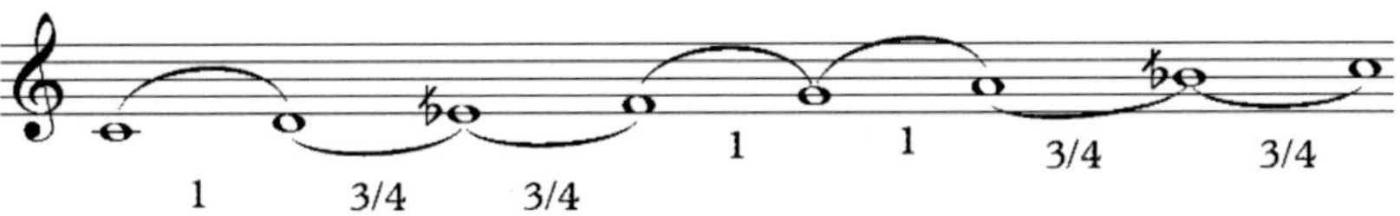

NB 2: Maqam *Rast*

Ein Maqam besteht im Regelfall aus zwei aufeinanderfolgenden *Ajnas*, Singular *Jins*. Ein *Jins* ist ein Tetrachord und die kleinste melodische Einheit in der klassischen arabischen Musik. Dabei besteht ein einzelner *Jins* meistens aus vier Tönen. Ein Maqam kann aus zwei verschiedenen oder zwei gleichen *Jins* zusammengesetzt sein. Der Name des Maqams und der erste *Jins* desselbigen Maqams haben im Regelfall denselben Namen. Jedes *Jins* hat durch die jeweilige Intervallfolge einen eigenen einzigartigen und wiedererkennbaren Charakter (Farraj & Shumays, 2019). Das *Jins Higaz* (NB 3) wird z. B. anhand der kleinen und übermäßigen Sekunde erkennbar (Farraj & Shumays, 2019). Im Maqam *Rast* (NB 2) sind der 3. und 7. Ton um einen Viertelton erniedrigt, woraus wiederum Dreivierteltonintervalle entstehen (Touma, 1998).

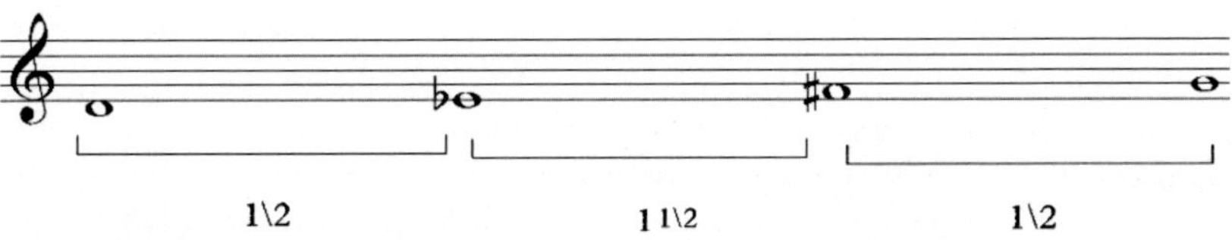

NB 3: *Jins Higaz*

Im Musiktherapieraum können auf den »westlichen« Instrumenten wie Klavier und Xylophon folgende Maqamat ohne Vierteltöne gespielt werden: *Nahawand*, *Kurd*, *Ajam* und *Higaz* (RS 2.2). Beim Vergleich der Maqamat mit »westlichen« Tonarten und -reihen kann Folgendes festgestellt werden: Der Maqam *Ajam* entspricht der Dur-Tonleiter; der Maqam *Nahawand* entspricht der natürlichen Moll-Tonleiter; der Maqam *Higaz* entspricht der harmonischen Moll-Tonleiter bzw. der äolischen Kirchentonleiter.

Jede Maqam-Darstellung hat ihren eigenen emotionalen Inhalt, der v. a. durch die Struktur eines *Jins* und der Töne der Maqam-Reihe bestimmt wird. Eine kleine Änderung in der Struktur der Tonleiter kann also ebenfalls die emotionale Stimmung verändern (Touma, 1998). Gerade dies ist für die musiktherapeutische Praxis interessant und wird in Kapitel 8 ausgeführt.

Rhythmik

Rhythmus bedeutet auf Arabisch *Iqa*, Plural *Iqa'at*, womit ein rhythmischer Zyklus oder ein rhythmisches Muster beschrieben wird (Farraj & Schumays, 2019). Ein *Iqa*-Zyklus ist ein Trommelschlagmuster, das in jedem Takt wiederholt werden kann, ähnlich wie ein Clave-Rhythmus in der afrokubanischen Musik. In einer Komposition kann zwischen mehreren solcher Schlagmuster gewechselt werden, was vom Stil und der Stimmung des Musikstücks abhängt. Die Maqamat und *Iqa'at* sind zwei gleichberechtigte Komponenten der klassischen arabischen Musik und bringen in Kombination ihren vollständigen Charakter zum Vorschein. In der Maghreb- und Maschrik-Region sowie auf der arabischen Halbinsel gibt es sehr unterschiedliche *Iqa'at*. In der Repertoiresammlung sind dazu jeweils Noten und Hörbeispiele zu finden (RS 3).

Die *Iqa'at* gibt es in einer Vielzahl von Taktarten. In der Volksmusik sowie zeitgenössischen Popmusik werden meistens kurze *Iqa*-Zyklen in Taktarten wie 2/4, 3/4, 4/4, 6/4 und 8/4 verwendet. Lange *Iqa'at*-Muster wie 7/8, 9/8, 10/8 oder 32/8 werden häufiger in traditionellen Liedern eingesetzt (Farraj & Shumays, 2019; RS 3.2). Die *Iqa'at* haben ein prägnantes Skelett, das aus zwei grundlegenden Bausteinen besteht: *Dum* und *Tak*. *Dum* ist ein allgemeiner Begriff für den basslastigen und anhaltenden Klang, der erzeugt wird, wenn das Trommelfell näher an der Mitte angeschlagen wird. Während *Tak* ein allgemeiner Begriff für den scharfen und trockenen Klang ist, der entsteht, wenn das Fell seitlich am Rand entlang angeschlagen wird (Touma, 1998). Das Klatschen des Rhythmus ist auch eine sehr verbreitete Technik, um z. B. Sänger*innen beim Erlernen eines Gesangsstücks zu verhelfen (Farrag & Schumays, 2019). Um bspw. das bekannte *Iqa Maqsum* (NB 4) zu erlernen, werden die Schläge folgenderweise vokalisiert: *Dum Tak* (s); *Tak Dum* (s); *Tak* (s). Das »s« steht für Pause und wird lediglich beim Üben vokalisiert (RS 3.1).

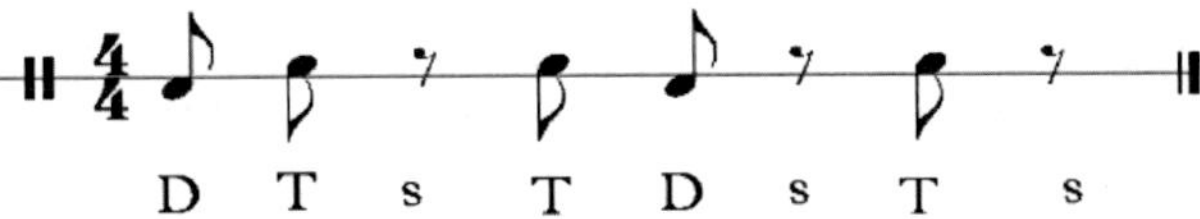

NB 4: *Iqa Maqsum*

Beim *Iqa Ayoub* (NB 5) variiert das Tempo je nach Anlass zwischen langsam und schnell – Achtelnote gleich 130 bis 210 Schläge pro Minute. Gespielt wird er mit einem sehr klaren Unterschied zwischen *Dum* und *Tak*. Die Spielart ist immer kurz und zyklisch. Manchmal beginnt es mit einem langsamen Tempo und wird Schritt für Schritt schneller (RS 3.1). Beim *Iqa Ayoub* ist die Vokalisierung wie folgt: *Dum* (s); *Dum Tak*.

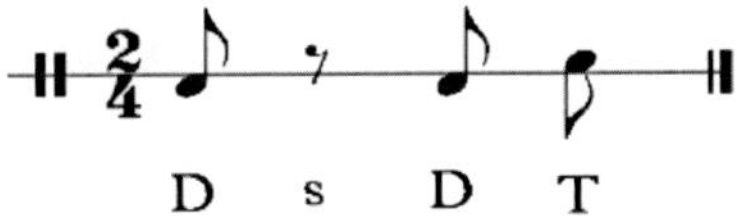

NB 5: *Iqa Ayoub*

Der Stimmungswechsel innerhalb eines Musikstücks, der sich aus dem zuvor beschriebenen Maqam-Wechsel ergibt, entsteht ebenfalls bei einem *Iqa*-Wechsel (RS 3.3). Sie verstärken sich gegenseitig und schaffen eine stärkere Abgrenzung der melodischen Phrasen innerhalb einer gesamten Komposition, wie z. B. in *Tarab*-Konzerten (Farraj & Shumays, 2019; RS 5).

Instrumentenkunde

Laut Touma (1998) haben arabische Gelehrte seit dem 10. Jahrhundert ihre eigene Klassifizierung für die Musikinstrumente in der Unterteilung

Schlag-, Saiten- und Blasinstrumente. Die klassischen arabischen Musikinstrumente sind zahlreich und vielfältig. Kenntnisse über die im Folgenden dargestellten Instrumente können für das Erlernen und die Erweiterung des Instrumentariums im Musiktherapieraum wichtig sein.

Das *Takht* ist ein Kammerensemble der klassischen arabischen Musik und ist seit dem 19. Jahrhundert eine etablierte Besetzungsform. Die Instrumentierung des *Takht* variiert, umfasst in der Regel aber Kanun, Oud, Nay, *Kamanja* und ein Schlaginstrument, z. B. das *Riqq*. Die *Takht*-Instrumente sind die Eckpfeiler aller arabischen Ensembles, ob klein oder groß, und tragen zum Wiedererkennungswert klassischer arabischer Musik bei. Auch in Kombination mit zusätzlichen Instrumenten bleibt das *Takht* bei den meisten größeren Ensembles oder Orchestern im Mittelpunkt, da es einen traditionellen arabischen Klang und eine präzise Maqam-Skala-Intonation herstellen kann (Farraj & Shumays, 2019).

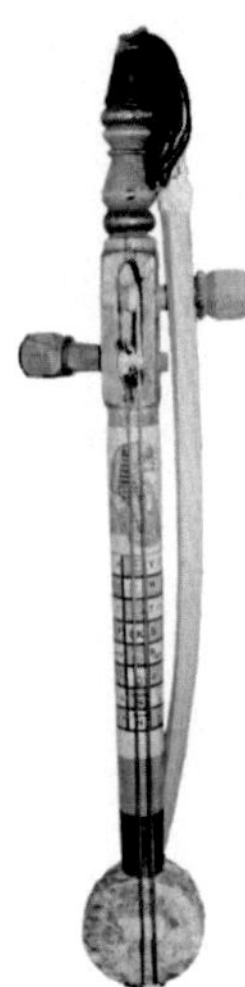

Abb. 1: Rabab

Die Rabab (Abb. 1), auch als Stachelfiedel bekannt, ist das älteste bekannte Streichinstrument und ein Vorfahre aller europäischen gebeugten Instrumente, einschließlich der Rebec und der Violine. Die beiden Saiten sind im Quintabstand gestimmt, was einen begrenzten Tonumfang von etwas mehr als einer Oktave erzeugt. Die traditionelle Rabab wurde allmählich von der *Kamanja* ersetzt, die als »arabische Violine« bezeichnet werden kann, weil sie der »westlichen« sehr ähnelt (RS 4). Spielweise und Standardstimmung für die Saiten variieren. In Marokko halten Musiker*innen die *Kamanja* vertikal auf dem Knie (Touma, 1998).

Die arabische Oud (Abb. 2), auch Ud genannt, ist eines der beliebtesten Saiteninstrumente der klassischen arabischen Musik. Das Instrument hat die Form einer halben Birne, ihr Name bedeutet »dünner Holzstreifen«. Sie hat keine Bünde, was eine höchst differenzierte Intonation ermöglicht und sie für die Ausführung der Maqamat ideal macht (Farraj & Shymays, 2019; Touma, 1998). Die Oud hat eine warme Klangfarbe, einen Tonumfang von etwa drei Okta-

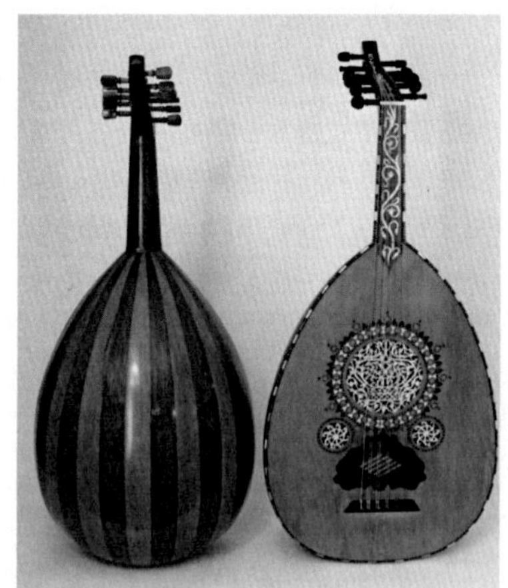

Abb. 2: Oud

ven und kann Melodie wie Rhythmus gleichermaßen gut wiedergeben. Sie besteht aus fünf Saitenpaaren, von denen jedes Paar im Unisono gestimmt wird, und aus einer einzelnen Basssaite. Die gebräuchlichste Stimmung ist von tief bis hoch: C, F, A, D, G, C. So entstehen von F bis A perfekte Quarten (RS 4).

Kanun (Abb. 3) bedeutet »Gesetz«, wahrscheinlich, weil es dasjenige Instrument ist, das die Tonhöhe für andere Mitwirkende festlegt. Es ist ein zitherartiges Saiteninstrument mit einem Resonanzkörper in Form eines rechtwinkligen Trapezes. Das Kanun spielt seit dem 10. Jahrhundert eine wichtige Rolle in der klassischen arabischen Musik und ist unter diesem Namen in altarabischen Quellen nachweisbar. Heutzutage hat es 63 bis 84 diatonisch gestimmte Saiten und wird mit einem Schildplektrum gezupft. Die Saiten sind in Dreiergruppen gespannt, wobei die 24 Diskantsaiten aus jeweils drei Saiten bestehen – also 24 Töne mit 72 Saiten. Die Verwendung von drei Saiten für einen Ton verleiht der Kanun ihren lauten, klaren und langanhaltenden Klang (RS 4).

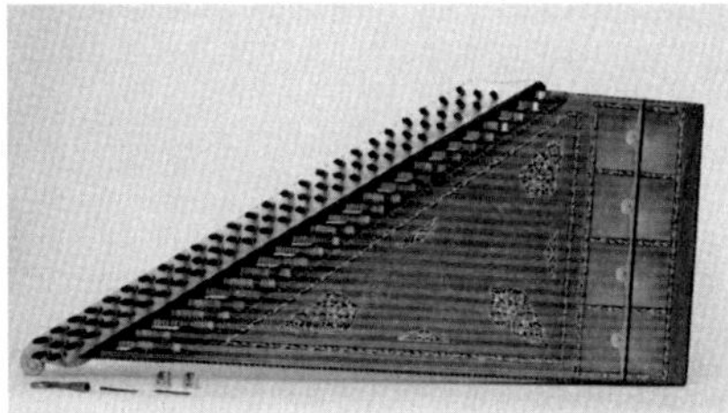

Abb. 3: Kanun

Die Nay (Abb. 4) gehört zur Gruppe der Endkantflöten aus Bambus. Sie wird in verschiedenen Größen gebaut und besteht aus einem an beiden Seiten offenen Rohr ohne Mundstück. Es wird direkt am Ende des offenen Rohrs angeblasen. Sie hat sechs Grifflöcher an der Vorderseite, eines hinten an der Unterseite für den Daumen. Durch Überblasen erhält man einen Tonumfang von mehr als drei Oktaven (Touma, 1998). Trotz der Einfachheit der Form gilt die Nay als eines der am schwierigsten zu spielenden arabischen Musikinstrumente, was auf ihre Blasspieltechnik zurückzuführen ist (RS 4).

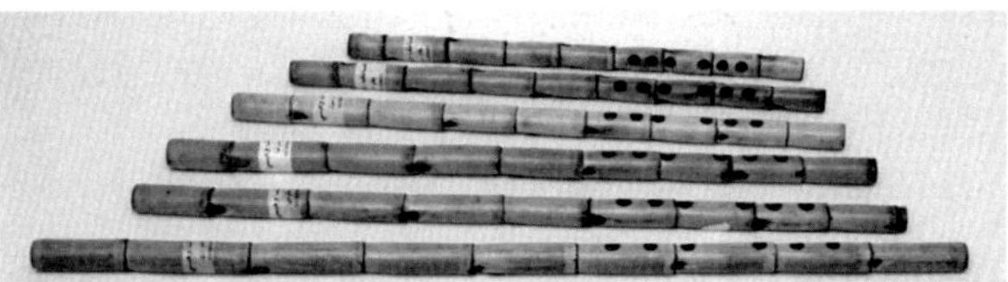

Abb. 4: Nay

Bei den meisten arabischen Perkussionsinstrumenten handelt es sich um Membranofone, die aus Natur- oder Kunsthaut hergestellt sind, die über einen runden Rahmen aus Holz, Ton oder Metall gespannt wird. Die vier folgenden Perkussionsinstrumente gehören zu den bekanntesten und beliebtesten und sind oftmals in Musiktherapieräumen zu finden (Farraj & Shumays, 2019).

Die *Riqq* (Abb. 5) ist eine kleine Schellentrommel. Ihr Rahmen besteht zumeist aus Holz und hat einen Durchmesser von rund 25 Zentimetern. Sie wird je nach Spielweise in einer oder beiden Händen gehalten. Charakteristisch für ihren Klang sind die Schellen. Sie sind aus Messing gefertigt und etwa 0,8 bis 0,9 Millimeter dick. Mit der *Riqq* werden höchst filigrane Muster und Verzierungen gespielt, bei denen eine komplizierte Fingertechnik zum Einsatz kommt. Mit dieser lassen sich eine Vielzahl von Rhythmen kreieren, bei denen Fell, Rand und Schellen benutzt werden (ebd.).

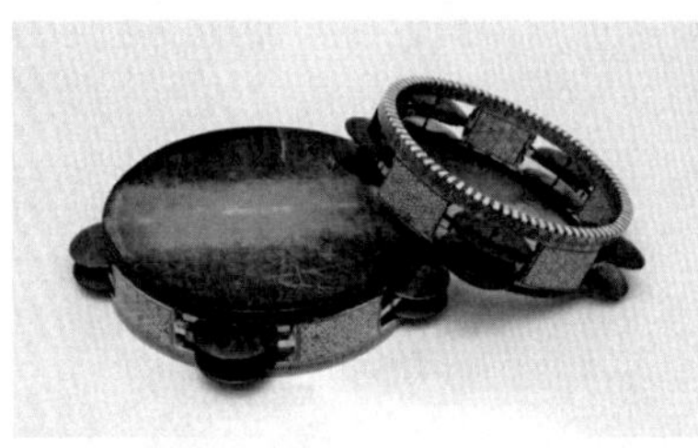

Abb. 5: *Riqq*

Die *Daf* (Abb. 6) ist eine runde Rahmentrommel, deren Durchmesser zwischen 30 und 60 Zentimeter variiert. Das Fell ist meistens aus Ziegen- oder Hirschhaut oder anderen natürlichen Materialien, die der *Daf* ihren warmen und traditionellen Klang verleihen. Die Rahmentrommel ist v. a. in der Sufi-Musik populär, wo sie oft das einzige Instrument ist, das den Gesang begleitet.

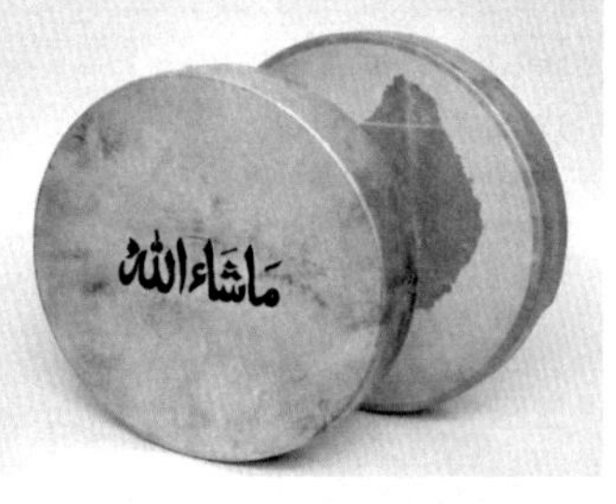

Abb. 6: *Daf*

Die Trommeln, in den arabischsprachigen Ländern *Tabla* genannt, haben in verschiedenen Regionen unterschiedliche Namen wie *Tabla*, *Dirbakki*, *Darbukka* oder Darabukka (Abb. 7). In Deutschland ist die Bechertrommel eher als Darabukka bekannt. Sie hat an einer Seite ein Fell, kommt in verschiedenen Formen und Größen vor und wird im Sitzen oder Stehen gespielt. Sie wird oft in der arabischen Volksmusik oder Popmusik neben anderen Instrumenten gespielt. Wegen der Klangvielseitigkeit und ihres großen Dynamikbereichs wird sie auch auf Konzerten als Soloschlaginstrument gespielt. Ihr Klang ist sehr fesselnd und lädt zum Tanzen ein, weshalb sie das wichtigste Perkussionsinstrument in den Ensembles des Bauchtanzes – *Raqs Sharqi* – ist (RS 3.3).

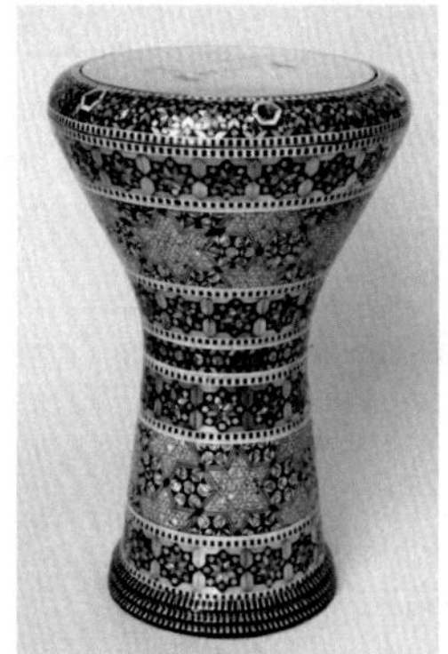

Abb. 7: Darabukka

Die Fingerzimbeln sind rund und leicht glockenförmig. Ein Satz *Sagat* (Abb. 8) besteht aus vier Zimbeln, zwei für jede Hand. Obwohl sie als Teil des Bauchtanzes recht populär geworden sind, wird das Instrument auch in anderen Genres der klassischen arabischen Musik verwendet. Fingerzimbeln werden sowohl von Musiker*innen als auch von Tänzer*innen gespielt (Farraj & Shumays, 2019).

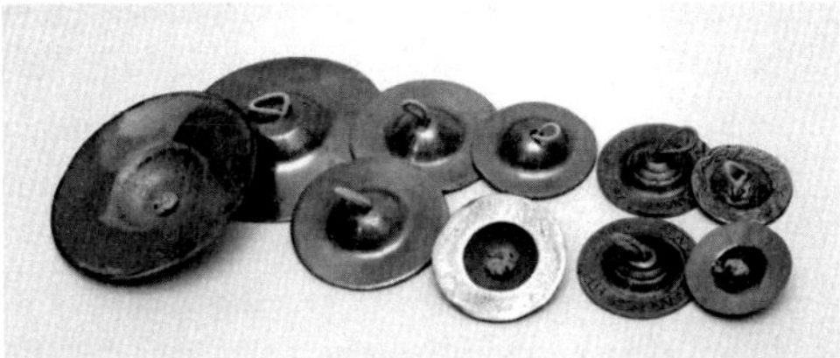

Abb. 8: *Sagat*

Improvisationsformen

In der arabischen Musik gibt es unterschiedliche Improvisationsformen. Mit *Irtijal* sind freie Improvisationen gemeint, wie sie auch in der Musiktherapie eingesetzt werden. Für solistische gebundene Improvisationen gibt es eine zusätzliche Bezeichnung: *Taqsim*, im Plural *Taqasim*. Wie im Jazz folgt ein *Taqsim* bestimmten harmonischen und rhythmischen Regeln. Als Solospiel wird es entweder von Instrumenten begleitet oder es bleibt ein reines Solo. Ein *Taqsim* kann im Verlauf eines Musikstücks gespielt werden oder bspw. zwischen zwei Gesangsstücken als Pause für die singende Person. Die Dauer ist dabei sehr variabel, von einer bis zu 15 Minuten oder noch länger. Die beliebtesten und verbreitetsten Musikinstrumente für ein *Taqsim* sind Oud, gefolgt von *Kamanja*, Nay und Kanun. Auch können arabisierte Instrumente wie das Akkordeon für einen *Taqsim* benutzt werden (RS 4).

Einer der wichtigsten Merkmale ist, dass ein *Taqsim* innerhalb eines Maqam-Rahmens aufgeführt wird. Er beginnt und endet im selben Maqam, es sei denn, es soll ein Maqam-Wechsel vollzogen werden. Im Verlauf können jedoch mehrere Maqamat vorgeführt werden, wodurch die jeweiligen Musiker*innen ihre Virtuosität und ihren individuellen Ausführungsstil zeigen. Dadurch entstehen oftmals musikalische Geschichten mit dramatischen Wendungen. Nach einem langsamen Anfang werden die musikalischen Phrasen aufgebaut. Mit Beginn der Modulationen verdichtet sich das Geschehen. Währenddessen wird möglichweise ein anderer Maqam ausprobiert oder gestreift. Oder es gibt eine seltene und unerwartete Modulation, die den Weg zurück zum ursprünglichen Maqam erschwert. Das Ende eines *Taqsim* ist oftmals der aufregendste Moment, da die Spannung aufgelöst wird und die Zuhörenden zum ursprünglichen Maqam zurückgeführt werden (Farraj & Schumays, 2019; Touma, 1998).

In der klassischen arabischen Musik gilt das *Taqsim*-Spiel als eine der wesentlichsten musikalischen Fähigkeiten. Es ist ein beliebter Weg, der durch die intensive Verbindung zum Publikum erlaubt, dieses in einen *Tarab* zu versetzen (RS 5), einen Gefühlszustand voller Ergriffenheit und Begeisterung, der oftmals durch Rufe wie *Allah* (»Oh Gott«) oder *Ya Salem* (»Oh Friede«) sowie auch durch Klatschen ausgedrückt wird (Farraj & Shumays, 2019).

4.3 Das 20. Jahrhundert und aktuelle Musik

Die Weiterentwicklung der klassischen arabischen Musik Anfang des 20. Jahrhunderts war von den Umständen der Kolonialisierung geprägt. In dieser Zeit hatte die Musik eine identitätsprägende Wirkung. Das Arabischsein erfuhr durch die Fokussierung auf die Kunst der Maqamat und *Iqa'at* sowie durch den Einsatz von Texten auf Hocharabisch in Abgrenzung zu den Kolonialmächten eine Stärkung. Aus dieser Periode stammen viele berühmte virtuose Sänger*innen, die mit aufwändig melismatischen Melodien ihr Publikum in den *Tarab*-Zustand der Ergriffenheit versetzten.

Ägypten erlangte im Verlauf des 20. Jahrhunderts seine Unabhängigkeit von Großbritannien und wurde durch den nationalen Aufschwung zum Vorläufer der modernen, klassischen arabischen Musik. Westeuropäische Lieder wurden durch nationale ägyptische Musik ersetzt und Kairo wurde ein Zentrum innovativer arabischer Musik. Ein wichtiger Musiker, der die arabische Musikszene zu dieser Zeit eindeutig beeinflusst hat, war Sayed Darwish (1892–1923). Trotz seines kurzen Lebens gilt er als Vater sowohl der modernen, ägyptischen als auch der modernen, klassischen arabischen Musik und wird als »Künstler des Volkes« bezeichnet. Ihm wird die Einführung der Polyphonie in der arabischen Musikwelt zugeschrieben, also das gleichzeitige Spiel mehrerer Melodien. Seine Komposition *Bilaadi! Bilaadi!* (»Mein Land«) wurde zur Nationalhymne Ägyptens und viele weitere seiner Werke sind bis heute in den arabischsprachigen Ländern sehr populär.[31]

31 https://fanack.com/culture/music/egyptian-music.

Umm Kulthum (1904–1975) ist eine ägyptische Sängerin und als »Ägyptens vierte Pyramide« bekannt. Die libanesische Sängerin Fairuz (*1934) gilt als Repräsentantin der geeinten libanesischen Nation. Beide gelten als Legenden der arabischen Musik des 20. Jahrhunderts. Die marokkanische Sängerin Zohra Al Fassiya (1905–1994) war die erste Sängerin, die in Marokko mit ihren arabisch-andalusischen Volksliedern große Popularität erlangte.

Die zweite Hälfte des 20. Jahrhunderts war durch die globale Verbreitung von Musik über Schallplatten, Kassetten und später über Videoclips und das Internet gekennzeichnet. Der Einfluss der Globalisierung auf die klassische arabische Musik führte zu einer Verschmelzung von »westlichen« und arabischen Einflüssen, sodass eine neue Art von Popmusik entstand. Es sind meistens drei bis fünf Minuten lange Lieder. Sie sind im »westlichen« Popmusikstil unter Verwendung von arabischen, »westlichen« oder arabisierten Musikinstrumenten komponiert. Die Texte sind im umgangssprachlichen Arabisch verfasst und die Melodien sind oft eine Synthese aus klassischer arabischer und »westlicher« Musik.

Arabisierte Musikinstrumente wie bspw. E-Gitarre, Kontrabass, Oboe und Akkordeon wurden so bearbeitet, dass auf ihnen auch Vierteltöne spielbar wurden. Umm Kulthum und der ägyptische Sänger Abdel Halim Hafez sowie die Komponisten Mohammed Abdel Wahab und Baligh Hamdi waren Pionier*innen für den Einsatz »westlicher« Instrumente in der ägyptischen, arabischen Musik. Die erwähnten Künstler*innen sowie die folgenden Sänger*innen waren in den 1970ern die größten Stars der arabischen Klassik, darunter Farid Al Atrache, Asmahan, Laila Murad, Warda Al-Jazairia, Wadih El Safi und Sabah. Heute sind ihre Namen bei älteren Generationen sehr beliebt, auch bei in Deutschland Lebenden mit arabischer Migrationsgeschichte. Sie erinnern sie an eine Zeit, die sie *zaman alfan algamil* nennen, was die Zeit der schönen Kunst bedeutet.

Im Verlauf der zweiten Hälfte des 20. Jahrhunderts nahm die arabische Musik zunehmend einen »westlicheren« Ton an und es entwickelte sich die arabische Popularmusik, die sehr vielfältig ist und Hunderte von Künstler*innen umfasst, die ein kontinuierliches Spektrum zwischen Tradition und Moderne schaffen. Weitere charakteristische Aspekte des arabischen Pop sind Klang und Stimmung der Lieder. Ihre Mehrheit ist in mollähnlichen Maqamat komponiert und ihre Texte konzentrieren sich hauptsächlich auf Sehnsucht, Melancholie und allgemein auf Liebesfragen sowie romantische Themen.[32] Oft hört man Worte wie *habibi* (mein Liebling), *qalbi* (mein Herz; mein Schatz) und *Rohi* (meine Seele). Heutzutage gehören arabische Lieder zu den beliebtesten und populärsten Ausdrucksmitteln der Popkultur in der MENA-Region. In der aktuellen Popularmusik arabischsprachiger Künstler*innen werden sowohl »westliche« als auch traditionelle Instrumente verwendet. Eine Liste mit den bekanntesten Künstler*innen und ihren Liedern findet sich in der Repertoiresammlung (RS 7).

Nach den Revolutionen in den arabischsprachigen Regionen fand eine verstärkte Politisierung der Musik statt, die die aktuellen Themen der Menschen widerspiegelte. In zahlreichen arabischsprachigen Ländern traten mehrere Musikgruppen auf, die während und nach den Revolutionen in die Jugendforen eindrangen und mit ihren Liedern Slogans für die Demonstrationen formulierten. Die neue Generation von Musiker*innen brachte in ihren künstlerischen Werken den Schmerz und die Hoffnung ihrer Gesellschaften zum Ausdruck. Sie diskutierten Themen wie Arbeitslosigkeit, Emigration und Freiheit und kritisierten den Umgang des Staats mit den Problemen der Menschen. So hat bspw. die arabische Indie- und Rockmusik in den jeweiligen Regionen mit Bands wie Cairokee, Autostrad, El Morabba3 und Mashrou' Leila viel Aufmerksamkeit erregt (RS 7). Die libanesische Band Mashrou' Leila – übersetzt »nächtliches Projekt« – wurde 2008 in Beirut gegründet und hatte weltweiten Erfolg. In ihren Texten setzen sie sich mit »Religion und Politik, Terror und Korruption, Gewalt gegen Homosexuelle und Frauen«[33] auseinander. In Bezug zu den arabischen Revolutionen erklärte das Bandmitglied Hamed Sinno (*1988) in einem Interview mit dem *Deutschlandfunk*:

> »Wir glauben nicht, dass die Rechte der Tunesier viel zu tun haben mit den Rechten, die vorher in Beirut erkämpft wurden oder später in Syrien. Wir reden hier von politisch völlig unterschiedlichen Gemeinschaften und Mikrogemeinschaften, die gegen ihr jeweiliges System gekämpft haben. Das alles zusammenzufügen und zu sagen: Das war der Arabische Frühling und hier ist eine Band aus Beirut, die das Ganze repräsentiert, das hieße auch,

32 https://www.washingtonpost.com/archive/lifestyle/style/2005/06/05/in-the-arab-world-pop-stardom-can-be-a-touchy-subject/4eeda9db-ded2-409b-af62-07ff1a32c8c7.

33 https://www.deutschlandfunk.de/mashrou-leila-texte-gegen-den-terror-100.html; Quelle auch für das nachfolgende Zitat.

> alle anderen Stimmen seien es nicht wert gehört zu werden. Wir können nicht für alle sprechen!«

Sinno ist homosexuell und setzt sich für die LGBTQIA+-Szene ein. Er hat einen Text im Sammelband *This Arab is Queer* veröffentlicht (Jahshan, 2022). Dieses Beispiel zeigt, wie tief verwurzelt Musik mit sozialen, politischen und privaten Ebenen ist und wie diesen durch das Musikmachen- und hören Ausdruck verliehen wird.

Es wird deutlich, wie wichtig es ist, den eurozentrischen Blick sowie die koloniale Vergangenheit zu reflektieren. Arabischsein ist wie »Kultur« ein Konstrukt, das hinterfragt und weiterentwickelt werden sollte. Wenn aus der Hörhaltung ein Zuhören wird und daraus wiederum eine Zugehörigkeit, dann ist es letztendlich nicht nur für die therapeutische Praxis ein Gewinn.

5 Gesellschaft und Psyche

Die bisher vermittelten Grundlagen zu den identitäts- und soziopolitischen Rahmenbedingungen sowie den islamischen und arabischen Musikformen bilden eine wichtige Basis für den folgenden Theorieteil. Dieser beinhaltet die Auseinandersetzung mit der Stellung der psychischen Gesundheit in den arabischsprachigen Regionen. Dabei steht der Umgang mit psychischen Erkrankungen im Kontext von Familie, Gesellschaft und Religion im Vordergrund und welche Auswirkungen dies auf das vorherrschende Krankheitsverständnis hat.

5.1 Zur Auseinandersetzung mit kulturellen Inhalten

In der transkulturellen Psychiatrie werden in Zusammenhang mit Entstehung und Ausbruch psychischer Erkrankungen kulturunabhängige und -abhängige Risikofaktoren und Stressoren benannt (Assion, 2013). Kulturunabhängige Faktoren sind bspw. belastende Erfahrungen wie traumatische Erlebnisse, der Verlust eines geliebten Menschen oder erschwerte Lebensumstände wie Jobverlust und Armut. Kulturabhängige Faktoren stehen im direkten Zusammenhang mit dem Umgang mit psychischen Erkrankungen, den Werten und Normen sowie Tabus der jeweiligen Gesellschaft. Wir präferieren an dieser Stelle die Verwendung von »kulturbezogen«, weil es eher dem konstruktivistischen Ansatz des von uns verwendeten Kulturbegriffs entspricht. Diese Bezeichnung impliziert keine objektive Wahrheit und spiegelt eher die Pluralität von Kultur wider.

In allen Regionen und Ländern der Welt gibt es kulturbezogene Belastungspotenziale für psychische Erkrankungen. Gleichzeitig wirken überall

Schutzfaktoren, die mit gelebten Kulturen einhergehen. Für Therapeut*innen ist die Kenntnis über mögliche kulturbezogene Schutz- und Belastungsfaktoren essenziell, da sie unterschiedliche Einflüsse auf die Psychopathologie der jeweiligen Personen und den Therapieprozess haben können. Potenzielle kulturbezogene Schutz- und Belastungsfaktoren bestimmen mit, wann ein Mensch eine psychische Veränderung erkennt, wie er sich in der Wechselwirkung mit seiner Familie und der Gesellschaft damit fühlt und wie sein weiteres Vorgehen ist. Mit dem Fokus auf Menschen mit Migrationsgeschichte stehen kulturbezogene Schutz- und Belastungsfaktoren in Wechselwirkung mit dem Umgang mit Herausforderungen in der Postmigration. Denn vorherige Erfahrungen, die in Bezug auf psychischer Gesundheit gemacht worden sind, werden die jeweilige Person auch nach einer Migration prägen.

Bei der Auseinandersetzung mit kulturbezogenen Schutz- und Belastungsfaktoren handelt es sich jedoch immer um Verallgemeinerungen, gerade in Bezug auf die unterschiedliche Vielzahl an arabischsprachigen Ländern, die damit zusammengefasst werden. Wichtig ist, sich bewusst zu machen, dass es sich hierbei um eine Orientierung handelt und jeder Einzelfall individuell betrachtet werden muss. So sollen vorschnelle Urteile, die womöglich stereotypes Denken als Ursache haben, vermieden werden. Daher ist es essenziell, nicht nur individuelle und kulturelle Belastungsfaktoren, sondern auch die jeweiligen Schutzpotenziale zu betrachten.

5.2 Rolle der Familie

In der gängigen Fachliteratur werden gesellschaftliche und familiäre Strukturen der arabischsprachigen Regionen als kollektivistisch beschrieben (Lersner & Kizilhan, 2017). »Westliche« Länder wie bspw. Deutschland werden dahingegen dem Individualismus zugeordnet. Mit Kollektivismus geht die Priorisierung der Bedürfnisse einer Gruppe, eines Kollektivs und damit die Unterordnung einzelner Mitglieder unter die Gemeinschaft einher. Beim Individualismus steht das Individuum mit seinen Wünschen und Zielen sowie der Erfüllung dieser im Mittelpunkt der Gesellschaft. Diese Gegenüberstellung ist eine eindeutige Verallgemeinerung, Vereinfachung, die Hilfestellung geben kann, aber niemals grundsätzlich angenommen werden sollte. Es bleibt stets eine individuelle Abwägung, die nicht zuletzt von der jeweiligen Familie abhängt. Schließlich können auch in vermeintlich individualistischen Gesellschaften kollektivistische Familienstrukturen existieren.

Im arabischen Sprachraum beruht das Erleben von Sicherheit und Geschlossenheit der eigenen Identität oftmals auf familiären Beziehungen. Individuen sehen sich selbst in erster Linie als Teile eines familiären Systems, als Mitglieder der Familie (ebd.). Dadurch sind das Familienbündnis und die Identifizierung mit der Familie sehr hoch. Neben der kollektivistischen Gesellschaftsstruktur sind in den Familien oftmals eine geschlechts- und generationsabhängige Hierarchie sowie Rollenverteilung vorzufinden. Dies hat Auswirkungen auf die Stellung der Frauen* und Männer* innerhalb der Gesellschaft und Familien.

Die Rolle der Frau* und die gesellschaftlichen Erwartungen und Normen im arabischen Sprachraum sind komplex, wobei diese auch wieder zwischen den unterschiedlichen Ländern, Kulturen und Regionen variieren. Trotz der fortschreitenden Etablierung von mehr Gleichberechtigung in manchen arabischsprachigen Ländern, stoßen die Versuche nach wie vor auf soziale Hindernisse. In einigen traditionell konservativen Familien gibt es strenge Geschlechterrollen und -stereotype, die dazu führen, dass Frauen* in den Bereichen Bildung, Berufsleben und Teilnahme am öffentlichen Leben eingeschränkt sind. Dieser Tatsache steht jedoch der Wille vieler Frauen* im arabischen Sprachraum gegenüber, diese Barrieren zu überwinden und sich für mehr Gleichberechtigung einzusetzen. In Tunesien und Marokko haben Frauen* seit Langem das Recht, ohne die Zustimmung ihrer Ehemänner* zu reisen und zu arbeiten. In Ägypten wurden ebenfalls Fortschritte bei der Ausweitung der Frauenrechte erzielt, u. a. durch Reformen des Familienrechts und die Erhöhung der Anzahl von Frauen* in Regierung und Parlament. In Ländern wie Saudi-Arabien, Katar und den Vereinigten Arabischen Emiraten wurden Schritte und Initiativen zur Förderung der Gleichstellung der Geschlechter und zur Stärkung der Rolle der Frau* unternommen. Dazu gehören Bemühungen, die Vertretung von Frauen* in politischen Ämtern zu erhöhen, den Zugang zu Bildung und Arbeitsmöglichkeiten zu verbessern und geschlechtsspezifische Gewalt zu bekämpfen. Insgesamt entwickelt sich die Rolle der Frau* in den arabischsprachigen Gesellschaften heutzutage in einer ständigen Wechselwirkung von Tradition und Modernisierung (Fuchs, 2013).

Ebenso ist die Rolle des Mannes* komplex, wobei auch hier eine Abhängigkeit von den spezifischen kulturellen und gesellschaftlichen Normen des jeweiligen Landes oder der Region besteht. In vielen traditionellen arabischen Familien wird von den Männern* erwartet, dass sie die Hauptverdiener und Ernährer ihrer Familien sind sowie bestimmte religiöse oder kulturelle Aufgaben erfüllen. Dazu gehören bspw. Leitung von Gebeten, Teilnahme an gesellschaftlichen Ereignissen und finanzielle Unterstützung religiöser Einrichtungen. Zugleich sehen sich Männer* im arabischen Sprachraum mit einigen Herausforderungen und Ungleichheiten konfrontiert. Auch ihnen gegenüber bestehen starre gesellschaftliche Erwartungen und Normen, was zu vermindertem Gefühlsausdruck oder einer reduzierten Akzeptanz psychischer Probleme führen kann. Ebenso kann Diskriminierung aufgrund der sozialen Stellung, ethnischer Zugehörigkeit oder sexueller Orientierung auftreten. Die traditionellen Geschlechterrollen und -erwartungen bestehen somit weiterhin, während aber die Thematik der Gleichberechtigung zunehmend an Aufmerksamkeit gewinnt (Inhorn, 2012).

Mit den zuvor beschriebenen familiären und gesellschaftlichen Strukturen gehen sowohl Schutz- als auch Belastungsfaktoren einher, die im Folgenden beschrieben werden. Als Individuum hat man einen festen Platz in der Familie mit den dazugehörigen Aspekten der jeweiligen Rollenzuteilung. Das sorgt für erhöhte Sicherheit und Stabilität innerhalb der Identität und für den Zukunftsweg. Gleichzeitig können negative Erlebnisse u.Ä. durch den Familienzusammenhalt gehalten werden und die jeweiligen Mitglieder erfahren Unterstützung. Zu Belastungen kann es kommen, wenn ein Familienmitglied seine für ihn*sie angedachte Rolle verändern oder gar verlassen möchte. Je nachdem, wie das Umfeld darauf reagiert, kommt es möglicherweise durch die patriarchalen und konservativen Strukturen zu Herausforderungen. Gerade für nicht der Norm entsprechende Familienkonzepte, Partnerschaften sowie Genderidentitäten treten dann Belastungspotenziale verstärkt auf.

Wenn Gesellschaften solche Werte und Normen als sehr bedeutsam erleben, können soziale Kontrolle und sozialer Druck entstehen. Bei den Familienmitgliedern löst dies möglicherweise die Angst aus, sich anpassen zu müssen, um Erwartungen wie Standards zu genügen, weil sonst ein Ausschluss aus der Gesellschaft drohen könnte. Gerade wenn psychische und physische Erscheinungsformen nicht der Norm entsprechen, kommt es in den Familien zu Angst-, Scham- und Schuldgefühlen. Dadurch kann es zur Stigmatisierung psychischer Symptome kommen, sodass sie unter Umständen erst einmal nicht erkannt oder erst spät behandelt werden. Da die Versorgung psychischer Beschwerden und Erkrankungen oftmals Familienentscheidung ist, ist einer der häufigsten Gründe für die Nicht-Inanspruchnahme psychosozialer Versorgung die Stigmatisierung innerhalb der Familien (Dardas & Simmons, 2015).

5.3 Rolle des Körpers

Wenn es um die Zusammenhänge zwischen körperlichen Symptomen, Migration und Psyche geht, ist oftmals die Annahme vertreten, dass in der MENA-Region Somatisierungen sowie somatoforme Störungen gehäuft vorkommen. Diese »Somatisierungshypothese« (Erim & Morawa, 2018, S. 418) konnte bislang nicht bestätigt werden. Grundsätzlich neigen Menschen aller kultureller Prägungen zur Somatisierung (Nika & Basdekis, 2000). Es gibt jedoch je nach Region unterschiedliche Krankheitsverständnisse, die dann beeinflussen, wie die Erkrankungen wahrgenommen und ausgedrückt werden (Heinz & Kluge, 2018).

In arabischsprachigen Regionen bezieht sich das Krankheitsverständnis eher auf den gesamten Körper; Symptome finden quasi als »Ganzkörperschmerz« (Assion, 2013, S. 138) Ausdruck. Dies könnte ein Grund für die Tendenz sein, psychisches Leid über körperliche Beschwerden auszudrücken. Darüber hinaus ermöglicht die Somatisierung den Rückbezug auf »vertraute Krankheitsbilder« (Assion et al., 2018, S. 399). Dies kann eine beruhigende Wirkung haben, weil die Beschwerden zuorden- und behandelbar werden. Gleichzeit sind sie unter Umständen weniger von Bewertung und Stigmatisierung betroffen.

Finden psychische Symptome Ausdruck über somatische Beschwerden, hat dies auf das Familiensystem Auswirkungen. Durch die kollektivistischen Strukturen in Kombination mit den muslimischen Werten und Normen werden leidende Familienmitglieder besonders umsorgt und auf sie wird zusätzlich viel Rücksicht genommen (Erim & Morawa, 2018). Aus psychodynamischer Sicht haben die mit einer Somatisierung zusammenhängenden körperlichen Symptome eher abwehrende und vermeidende Funktionen. Dies kann auch Menschen mit arabischer Migrationsgeschichte betreffen.

Vor dem Hintergrund der kollektivistischen Familienstruktur ist es darüber hinaus möglich, dass manche körperliche Symptome eine beziehungsdynamische Bedeutung erhalten. Wenn sich ein Familienmitglied bspw. von den anderen in der Zeit der Adoleszenz distanziert, kann es bei einem anderen Mitglied den Wunsch nach einer verstärkt kohäsiven Beziehung auslösen. Dahinter liegen dann möglicherweise eigene Ängste oder fehlende Nähe in anderen Beziehungen. In dieser Situation können körperliche Symptome dann etwa eine »beziehungsregulierende Funktion« (ebd., S. 418) haben, indem diese »Symptome eher mit einer positiven – versorgenden – Reaktion der Angehörigen beantwortet« (ebd.) werden. Damit wäre der Wunsch nach mehr Kohäsion in der Beziehung erreicht. Des Weiteren können körperliche Symptome Ausdruck von Unzufriedenheit mit dem Familiensystem sein. Wenn aber bspw. ein direktes Ansprechen für das betroffene Familienmitglied aufgrund eines Konfliktpotenzials zu bedrohlich ist, können die Störgefühle trotzdem Raum bekommen. Durch die bisher beschriebenen Aspekte ist es der erkrankten Person möglich, eine »gewisse Kontrolle über die [eigenen] psychosozialen Lebensumstände« (Assion et al., 2018, S. 399) auszuüben, was für einen weiteren sekundären Krankheitsgewinn sorgt.

5.4 Rolle des Islams und traditioneller Heilmethoden

In arabischsprachigen Ländern spielt der islamische Glaube auch bei der psychischen Gesundheit eine entscheidende Rolle. Dabei kann der Rückbezug auf den Glauben gesundheitsfördernde Wirkungen haben, aber auch vermehrten Stress auslösen. Im Folgenden werden zuerst die islambezogenen Schutz- und Belastungsfaktoren dargestellt und anschließend die von traditionellen Heilverfahren.

Bei der Recherche für dieses Buch habe ich (MS) festgestellt, dass bei der Suche nach Beiträgen zum Thema »Therapie und Heilung« in arabischer Sprache das Konzept der »Heilung durch den Koran« als eines der Hauptergebnisse hervorstach. Dies spiegelt den Einfluss wider, den religiöse Aspekte bei psychischen Problemen haben, und gibt einen Hinweis auf ihren Einsatz. Im Hadith 5678 steht geschrieben, dass Gott keine Krankheit erschaffen hat, für die es kein Heilmittel gibt.[34] Daher fordern islamische Gelehrte Betroffene auf, sich entsprechend behandeln zu lassen (Dardas & Simmons, 2015). Aus islamischen Quellen sind Erkrankungen nicht als Strafe oder Zorn Gottes abzuleiten. Das Leben auf der Erde ist nach islamischen Glauben »ein Prüfungsort« (Ilkilic, 2005, S. 21). Demnach können Erkrankungen als Prüfung Gottes bzgl. des Glaubens und der Geduld ver-

34 Sahih al-Bukhari 5678 Buch 76, Hadith 1.

standen werden. Zusätzlich können sie als »Gelegenheit für die Sündenvergebung« (ebd.) gedeutet werden, also als Möglichkeit, Sünden wieder auszugleichen. Laut dem Koran soll die Einstellung gegenüber einer Erkrankung keine klagende und Gott beschuldigende sein. Erkrankte Menschen sind von bestimmten religiösen Pflichten befreit, sodass eine geringere oder fehlende Ausführung keine Sünde darstellt (Ilkilic, 2005).

Trotz dieser Nachweise ist im Volksglauben die Annahme stark vertreten, dass man an der eigenen Erkrankung schuld sein könnte. Schließlich setzt die Sündenvergebung voraus, dass im Vorhinein Sünden begangen wurden, die unter Umständen hätten verhindert werden können. Neben möglichen Schuldgefühlen kann auch Scham ausgelöst werden, wenn Betroffene ihren Glauben und die Frömmigkeit als unzureichend und damit als mögliche Ursache einschätzen. Diese Wahrnehmungen beeinflussen den Umgang mit psychischen Erkrankungen und tragen zur Stigmatisierung bei. Die im Koran verlangte Haltung des Nicht-Klagens schränkt möglichweise Selbstmitgefühl und Wut über die Erkrankung ein, die für den Gesundungsprozess wichtig sind (ebd.). Zusätzlich kann die fehlende Ausübung gewisser Pflichten, trotz der Befreiung, für ein schlechtes Gewissen sorgen und damit zum Druck- und Schulderleben führen.

Neben den Stress- und Belastungspotenzialen, die mit Religiosität einhergehen können, bringt der Glauben selbstverständlich auch protektive Faktoren mit sich. Oftmals werden Menschen muslimischen Glaubens dazu ermutigt, durch die Pflege der Beziehung zu Gott und Beteiligung an religiösen Aktivitäten mit ihren psychischen Problemen einen Umgang zu finden. Die Teilnahme an religiösen Aktivitäten kann das eigene Wohlbefinden steigern. Sie stellen eine Struktur her und erzeugen Gemeinschafts- sowie Verbundenheitsgefühle. Zusätzlich können Gefühle der Hoffnung, Zuversicht und Sinnstiftung gefördert werden (Okasha et al., 2012). In einigen Moscheen sind die jeweiligen Imam*innen auch für einen Austausch offen und bieten unter Umständen seelische Unterstützung und Hilfestellungen an, bspw. für eine ärztliche oder psychiatrische Behandlung (Ilkilic, 2005). Insgesamt können durch die Glaubensausübung Ressourcen und positive Gefühle aktiviert sowie verstärkt werden.

Zur Suizidalität gibt es im Koran klare Worte: Suizid und selbstverletzendes Verhalten sind verboten – haram.[35] Inwieweit dies als Schutz-

35 https://www.deutschlandfunk.de/selbstbestimmt-am-lebensende-islam-das-leben-gehoert-nicht-100.html.

funktion interpretiert werden kann, ist fraglich. Denn damit geht gleichzeitig eine potenzielle Tabuisierung einher, die möglicherweise wiederum mit Schuld- und Schamgefühlen sowie Stigmatisierung einhergeht. Im schlimmsten Fall wird das Leid der betroffenen Person verstärkt.

Neben dem Islam spielen auch traditionelle Heilverfahren und der Volksglaube eine Rolle bei der Behandlung psychischer Erkrankungen. Sie stammen u. a. aus der vorislamischen Zeit und werden teilweise als »Aberglaube« bezeichnet. Wir sind mit dieser Bezeichnung vorsichtig, denn in der deutschen Sprache ist damit ein »als irrig angesehener Glaube an die Wirksamkeit übernatürlicher Kräfte in bestimmten Menschen und Dingen«[36] gemeint. Inwieweit solche Verfahren als hilfreich oder sinnvoll angesehen werden können, sollten Betroffene für sich selbst entscheiden.

In arabischsprachigen Regionen gibt es sog. religiöse Heilkünste *(almoaaleg aldini)*. Im Kontext von Erkrankungen gibt es eine »übernatürliche Ursachenzuschreibung« (Lersner & Kizilhan, 2017, S. 49). So werden Besessenheitszustände, der Einfluss von Zauberei *(sehr)* oder der böse Blick *(hasad)* für psychisches oder physisches Leid verantwortlich gemacht. Mit *hasad* ist ein bösartiger Neid gemeint, bei dem sich eine Person wünscht, dass das Gegenüber das Beneidete verliert. Des Weiteren gibt es noch den verbreiteten Glauben an Dschinns, deren Existenz im Koran benannt wird, weil sich Gottes Botschaft auch an sie richtet. Sie werden in den heiligen Schriften jedoch in keinem Zusammenhang mit der Entstehung von Krankheiten genannt. Im Volksglauben halten sich diese Überzeugungen aber trotzdem (Ilkilic, 2005).

In diesem Kontext erlangen Heiler*innen eine besondere Stellung, da nur sie mit dem »Mystischen« und »Unbekannten« umzugehen wissen. Für Familien mit psychisch erkrankten Mitgliedern ist die erste Anlaufstelle oftmals nicht die Allgemeinmedizin, sondern die traditionelle Heilkunst. Da zwischen den beiden Berufsgruppen selten eine Zusammenarbeit stattfindet, obliegt die Supervision der Sitzungen allein der heilenden Person (Okasha et al., 2012). Inwieweit solche Behandlungen zielführend sind, bleibt fraglich und dem subjektiven Erleben überlassen. Eine wissenschaftliche Basis für die angewandte Methodik gibt es meistens nicht. Oftmals sind sie mit einem hohen zeitlichen und finanziellen Aufwand verbunden und können im schlimmsten Fall durch die verstrichene Zeit den Gesundheitszustand der jeweiligen Klientel negativ beeinflussen (ebd.).

36 https://www.duden.de/rechtschreibung/Aberglaube.

Das Aufsuchen solcher traditioneller Heilverfahren kann neben dem Glauben an sie und einer tatsächlichen Wirkung als Schutz vor dem eigenem Schuld- und Schamerleben verstanden werden, da Schuld und Verantwortung ausgelagert werden – bspw. auf *sehr*, den bösen Blick.[37] Gleichzeitig bestätigt der Glaube an solche Phänomene die Vorstellung, psychische Symptome seien etwas Schlechtes, wodurch wiederum Tabuisierung und Stigmatisierung verstärkt werden.

Die dargestellten kulturbezogenen Schutz- und Belastungsfaktoren stehen in stetiger Wechselwirkung mit soziopolitischen Entwicklungen. Die Akzeptanz der Inanspruchnahme psychologischer Hilfe sowie die Entwicklung der gesellschaftlichen Einstellung hängen oftmals mit den psychologischen Behandlungsmöglichkeiten zusammen. Die vermittelten Informationen sollen Musik- und Psychotherapeut*innen in Deutschland eine Hypothesenbildung ermöglichen, die dann im Einzelfall konkret überprüft werden sollte. Der gewonnene Kenntnisstand stellt kein absolutes Wissen dar, sondern soll Therapeut*innen vielmehr dazu befähigen, die richtigen Fragen zu stellen, um sich der Lebenswirklichkeit der Klientel anzunähern.

37 https://www.aerzteblatt.de/archiv/215580/Psychotherapie-in-Saudi-Arabien-Wachsende-soziale-Spannungen.

6 Migration und Psyche

Esra Mutlu

Die in Kapitel 5 beschriebenen kulturbezogenen Schutz- und Belastungspotenziale werden nun um Wechselwirkungen zwischen Migration und psychischer Gesundheit ergänzt. Zur Annäherung dient zunächst eine Einführung in psychosoziale sowie psychische Auswirkungen von Migration. Im Anschluss werden die mit der Prämigration, dem Migrationsakt und der Postmigration einhergehenden Schutz- und Belastungsfaktoren sowie die dahinterliegenden psychodynamischen Prozesse dargestellt.

6.1 Migrationsstress-Theorie

Migration ist ein lebensveränderndes Ereignis im biografischen Verlauf. Menschen treffen diese Entscheidung freiwillig oder werden durch äußere Umstände dazu gezwungen. In jedem Fall hat es signifikante Folgen. Es kann eine Entscheidung sein, die von Hoffnung und Wünschen getragen wird und das Leben auf positive Art und Weise verändert. Gleichzeitig können sich anfänglich freudige Gefühle in Enttäuschung und Unmut wandeln und die Migration wird folglich als erschwerendes Ereignis wahrgenommen. In anderen Fällen kann sie von Beginn an hauptsächlich mit Angst und Verlust in Verbindung stehen und dann entweder eine positive Wandlung erfahren oder das Leben langfristig erschweren.

Der Migrationsprozess geht mit einem hohen Veränderungspotenzial sowie mit Migrationsstress einher, was wiederum gewisse Belastungsfaktoren verstärken kann. Migrationsstress meint den Stress, der vor, während und nach der Migration durch die mit ihr einhergehenden Umständen entsteht. Seine Intensität und Dauer sowie die gesundheitlichen Folgen hängen von verschiedenen Faktoren ab. Neben der Migrationsform und den damit zusammenhängenden Umständen, spielt auch die allgemeine Wahrnehmung von Migration im Ankunftsland und der damit potenziell einhergehenden Diskriminierung eine große Rolle.

Ein weiterer Indikator für Migrationsstress sind Migrationsgrund und -form. Damit sind die Gründe, Umstände und die Art und Weise des Migrationsakts gemeint. Bei der geografischen Distanz wird unterschieden zwischen Binnenmigration, die innerhalb der Staatsgrenzen stattfindet, und internationaler Migration, die das Passieren von Staatsgrenzen meint. Hinsichtlich der Zeitspanne wird zwischen Kurzzeit- bzw. temporärer Migration und Langzeit- bzw. dauerhafter Migration unterschieden. Aufgrund verschiedener Beweggründe lassen sich langfristige Migrationsformen wie folgt unterteilen: Arbeits-, Familien- und Bildungsmigration, Flucht- bzw. Gewaltmigration sowie Lifestyle-Migration.[38] Letzteres meint den Wunsch nach Selbstverwirklichung, was mit einem Wechsel der Lebensart einhergeht. Ein Beispiel für eine kurzfristige Migrationsform ist Medizintourismus, bei dem sich eine erkrankte Person für einen bestimmten Zeitraum in einem anderen Land behandeln lässt.

Wichtig ist, dass Migration keine psychischen Folgen haben muss. Dass Migration allein und immer zu psychischen Erkrankungen führt, konnte bislang in keinen Studien nachgewiesen werden (Mösko et al., 2018). Daher liegt hier der Fokus auf der psychischen Überbelastung, die mit der Migration und/oder aus den mit ihr zusammenhängenden Erfahrungen einhergehen kann. Darüber hinaus widerfahren immigrierten Menschen selbstverständlich auch migrationsunspezifische Krisen, Belastungen und traumatische Erlebnisse. Neben dem Fokus auf die Belastungs- stehen hier auch die Schutzpotenziale im Vordergrund. Durch die Benennung möglicher Ressourcen sowie positiver Verstärker soll eine Umdeutung des Migrationsbegriffs unterstützt werden. Menschen, die sich für eine Migration entscheiden, erbringen eine enorme Leistung. Sie lassen sich auf Veränderungen, Ungewisses und Herausforderungen ein. Sie sind oder müssen bereit sein, etwas hinter sich zu lassen und sich auf etwas Neues einzulassen. Migration kann Ressourcen schaffen bzw. verstärken und Resilienz för-

38 https://www.bpb.de/themen/migration-integration/dossier-migration.

dern. Dadurch wird gleichzeitig eine protektive Wirkung bzgl. weiterer Belastungsfaktoren erzielt. Durch herausfordernde Situationen können neue Ressourcen aktiviert werden, neue Interessen entstehen, ein neuer Lebensweg. »Die weitaus meisten Migrationsgeschichten sind Erfolgsgeschichten« (Machleidt & Heinz, 2018, S. 34), was eine verstärkende und selbstbewusstseinsfördernde Wirkung mit sich bringt. Migration fordert eine Veränderungsbereitschaft heraus und ist eine Lebenserfahrung, die »transgenerationale Auswirkungen« (Hahn et al., S. 39) hat und die Lebenslinie aller folgenden Generationen verändert. Frauen* sind bspw. häufig »Gewinnerinnen im Migrationsprozess« (Machleidt & Heinz, 2018, S. 36), wenn durch politische Unterschiede im Vergleich zum Heimatland mehr Gleichberechtigung ermöglicht wird.

Für die Arbeit mit Menschen mit Migrationsgeschichte ist es entscheidend, sich bewusst zu machen, wie viel der Mensch im Vorfeld an emotionaler, finanzieller, familiärer und körperlicher Leistung erbracht hat. Die Fähigkeit, solch eine Lebensentscheidung zu treffen, ist ein Zeichen für Ich-Stärke und Resilienz. Wichtig ist, dass sich Therapeut*innen im transkulturellen Kontext bewusst machen, dass sie meistens zur Dominanzgesellschaft gehören, d. h. »weiß« und christlich zu sein oder so wahrgenommen zu werden (Kurt, 2021). Damit gehen Privilegien einher, die dem Gegenüber womöglich verwehrt bleiben oder die es sich zunächst erkämpfen muss.

6.2 Schutz- und Belastungspotenziale in der Prämigration und beim Migrationsakt

Nun genannte migrationsspezifische Einflussfaktoren beziehen sich auf die psychosozialen Bedingungen und ihre Folgen in der Zeit der Prämigration – also vor der Migration – sowie während des Migrationsakts. Diese Faktoren können ressourcenaktivierend sein oder aber das Erleben von Migrationsstress begünstigen. Damit haben sie direkten und indirekten Einfluss darauf, wie sehr ein Mensch die eigene Migration als Belastung erlebt. Im Folgenden werden sie chronologisch dargestellt und im Zusammenhang mit möglichem psychischen Stress und den damit einhergehenden Folgen gebracht.

Die Prämigration setzt sich aus sozialen Kompetenzen, Selbstbild und psychischer Stabilität zusammen, die Betroffenen vor der Migration inhärent waren und auf denen ihr weiterer Lebensweg aufbaut (Bhugra, 2004).

Die Tragweite der Auswirkungen des Migrationsstresses hängt also teilweise vom psychischen Zustand, der Resilienz und den Ressourcen ab, die ein Mensch bis dato entwickelt hat. Dies hängt wiederum mit dem physischen Zustand der Person, den bis dahin erlebten Erfahrungen sowie den eigenen und/oder in der Familie vorkommenden Vorerkrankungen zusammen, die die Vulnerabilität der jeweiligen Person mitbestimmen. Einen weiteren Faktor stellt das soziale, politische und religiöse Umfeld des Menschen dar. Dieses wirkt sich auf das Gefühl von sozialer und politischer Sicherheit aus, die sich wiederum auf potenzielle psychisch belastende Erfahrungen auswirken. Lebt eine Person bspw. an einem Ort, an dem Krieg herrscht und/oder eine sichere Familienstruktur nicht mehr aufrechterhalten werden konnte, zeigt sich dies nicht nur in der Entwicklung der sozialen Kompetenzen, sondern auch in der psychischen Stabilität. Wichtig ist hier, sowohl individuelle als auch verallgemeinernde Faktoren in Betracht zu ziehen. Für eine Person, die in einem Kriegsgebiet aufwächst, kann das Risiko für eine Traumatisierung bspw. hoch sein, das bedeutet aber nicht, dass es im jeden Fall zu einer kommen muss. Die Belastungsfaktoren während und nach der Migration stehen mit der Migrationsform im Zusammenhang. Neben dieser spielt ebenfalls die familiäre Migrationsgeschichte eine wichtige Rolle. In Deutschland leben Menschen mit arabischer Einwanderungsgeschichte, die die erste, zweite oder bereits dritte Einwanderungsgeneration bilden. Auch dies geht mit unterschiedlichen Rahmenbedingungen einher.

Die Vorbereitungsphase ist die Phase vor der Migration. Dauer, Intensität und Verlauf sind eng mit dem Migrationsgrund verknüpft, was bereits einen Hinweis auf potenzielle Belastungsfaktoren geben kann. Eine ausreichend lange Vorbereitungsphase (oft bei einer Bildungsmigration der Fall) ermöglicht im Vorhinein die Sicherung der Aufenthaltserlaubnis, die Planung einer Bleibe und der Finanzen, sprachliche Vorbereitungen sowie die Organisation einer Begleitung und/oder Unterstützung vor Ort. Ist Flucht der Grund für die Migration kann es sein, dass die Vorbereitung und Planung jedoch nur aus wenigen Tagen oder Stunden besteht, was wiederum erschwerende Folgen nach sich zieht. Der Verlauf der Vorbereitungsphase beeinflusst im Großteil die Umstände während der Phase des Migrationsakts, v. a. in Bezug auf Sicherheit und Begleitung bei der Reise. Wurde der Migrationsakt lange genug vorbereitet, kann er sicher und entspannt verlaufen. Es kann aber auch gefährlich und beängstigend sein und es kann zu ungeplanten, längeren oder kürzeren Zwischenaufenthalten kommen.

6.3 Schutz- und Belastungspotenziale in der Postmigration

Die in der Prämigration und während des Migrationsakts auftauchenden psychosozialen sowie psychischen Schutz- und Belastungsfaktoren wirken sich ebenfalls auf den psychischen Stress und die Ressourcenaktivierung in der Postmigration aus. Zusätzlich tauchen nach dem Migrationsakt weitere migrationsbedingte Einflussfaktoren auf.

Zu den psychosozialen Aspekten gehört die Sicherstellung der Aufenthaltserlaubnis, einer Unterkunft und Einkommensregelung. Je nach Situation kann die Planung und Klärung dieser lebenswichtigen Punkte nach der Migration psychischen Stress auslösen. So geht bspw. ein laufendes Asylverfahren oder ein bereits abgelehnter Antrag mit hohen psychischen Belastungen einher (Erim, 2009). Ein wichtiger Aspekt ist hierbei die wirtschaftliche Sicherheit der jeweiligen Person, die das Ausmaß von Migrationsstress negativ beeinflussen kann. So lösen Arbeitssuche und regelmäßiger Kontakt mit bestimmten Ämtern verstärkt Stress aus. Zusätzlich kann der erschwerte Zugang zur medizinischen Versorgung belastend sein, was in Kapitel 9.1 in Bezug auf die inter- bzw. transkulturelle Öffnung des Gesundheitswesens erläutert wird.

Im Hinblick auf das soziale Netzwerk und die damit einhergehenden sozialen Sicherheitsgefühle spielen folgende Aspekte eine wichtige Rolle: Hat eine immigrierte Person im Ankunftsland soziale Anknüpfung in einem Freund*innen-, Familien, Arbeits- oder anderweitigen Gruppengefüge? Sind es Menschen, die Unterstützung, Rat und Zugehörigkeit bieten können, sodass Betroffene Anschluss finden? Dabei kommt es ebenfalls darauf an, ob bspw. ein Teil der Familie zuvor immigriert ist und die jeweilige Person auf ein Umfeld trifft, das bereits einige Prozesse durchlaufen hat. Bei politisch verursachter Migration stellt das Wissen um die Zustände im Heimatland eine Belastung dar. V. a. wenn Familienmitglieder, Verwandte und/oder Freund*innen weiterhin betroffen sind, können bei den Immigrierten Schuld- und Schamgefühlen entstehen. Die politische Situation im Heimatland beeinflusst ebenfalls die Möglichkeit von regelmäßigen Besuchen und Austausch, was wiederum Auswirkungen auf das psychische Wohlbefinden hat. Auch die Gewöhnung und das Einleben in die »neue« Gesellschaft erfordern eine Anpassungsleistung und können sowohl ein Belastungspotenzial haben als auch ressourcenfördernd sein. Die durch soziokulturelle Aspekte erlebten Herausforderungen werden intensiviert, wenn Veränderung in Hinblick auf ein Großstadt-, Kleinstadt- oder Landleben hinzukommen.

Dass diskriminierende Erfahrungen die psychische Gesundheit belasten, ist inzwischen nachweisbar und findet im Gesundheitswesen mehr Beachtung (Beigang et al., 2017). Daher zählt Diskriminierung zu den Belastungsfaktoren in der Postmigration und hängt mit dem Umgang mit »Fremdheit« sowie den Möglichkeiten zur Teilhabe an der Gesellschaft zusammen. Dies bezieht sich auf antimuslimischen Rassismus, rassistische Stereotype, aber auch auf strukturellen Rassismus (Kap. 10). So kann es sein, dass ein*e Klient*in z. B. in der Arztpraxis bisher die Erfahrung gemacht hat, nicht verstanden zu werden oder diskriminierend behandelt zu werden, und dadurch keine therapeutische Hilfe mehr aufsucht. Das neue Umfeld verändert ebenfalls die »Spielregel des Umgangs miteinander und [...] zwischen den Generationen« (Machleidt & Heinz, 2018, S. 36). Partnerschaften geraten in Gefahr, wenn es zu einer Aufteilung in »einen autonomiefähigen und autonomieunfähigen Partner« (ebd.) kommt. Auch familiäre Strukturen können stark beeinflusst werden, wenn die Migrationsgeschichte mit einer kurz- oder langfristigen Trennung von Familienmitgliedern wie den Eltern und/oder Geschwistern einhergeht. Solche Trennungserlebnisse führen möglicherweise zu unverarbeiteter Trauer und daraus resultierenden Verlustängsten.

6.4 Psychodynamischer Blick auf Migration

Betrachtet man den Migrationsprozess aus einem entwicklungspsychologischen Blickwinkel fallen Parallelen zur Adoleszenz auf. Die Primärobjekte Mutter und Vater bzw. erziehungsberechtigte Personen weichen der »Muttersprache« und dem »Vaterland« (Machleidt & Heinz, 2018). Das »Verlassen des familiären Raums« (ebd., S. 37) in der Adoleszenz gleicht dem Ablösen aus den herkunftsbezogenen Prägungen und dem Einlassen auf das Neue. Demnach gleicht das Verlassen der Heimat den Autonomiebestrebungen im Jugendalter. Eine neue Symbolbildung ist notwendig: Sprachliche und kulturelle Prägungen beginnen sich zu wandeln. Migration hat dadurch eine »Individuation stimulierende Funktion« (ebd., S. 31). Der Psychoanalytiker Salman Akhtar (1995, S. 1051) bezeichnet den Migrationsprozess aus diesen Gründen als »dritte Individuation«. Menschen, die weder direkt noch familiär indirekt von Migrationsbewegungen betroffen sind, durchlaufen keine dritte Individuation. »Kulturelle Adoleszenz« (Machleidt & Heinz, 2018, S. 31) ist ebenfalls eine aus dem entwicklungspsychologischen Blickwinkel resultierende Bezeichnung.

Das Ich-Erleben erfährt in der Migration eine Desorganisation, weil neue Anforderungen und Erwartungen in den Vordergrund treten. Es entsteht eine Spannung zwischen dem Innen, dem Außen und dem Dritten – den neuen kulturellen Prägungen. Starke Affekte können entstehen, im Spannungsfeld zwischen »Omnipotenzphantasien« (ebd., S. 40) und »American Dream-Vorstellungen« sowie Versagensängste und mögliches Scheitern als reale Angst und Option. Die immigrierte Identität bedarf also einer Reorganisation, was die gesamte Ich-Struktur betrifft. Dazu gehören Über-Ich, innere Repräsentanzen sowie Objekte im Außen (Freud, 1933). Das Über-Ich erhält neue soziale Informationen und es kann zu einem Über-Ich-Konflikt zwischen den unterschiedlichen Anforderungen kommen. Um dem standzuhalten, müssen Anpassungsmechanismen aktiviert werden, die mitunter auch eine abwehrende Funktion haben können, wie Spaltung und Verleugnung. Bei schneller Anpassung an die neue Umgebung ist ein mögliches Abwehrmuster, die eigene Herkunft zu verleugnen und bei einer starken Abgrenzung kann durch den »Rückzug in die Familie als Ort des Schutzes« (Machleidt & Heinz, 2018, S. 36) eine Spaltung herbeigeführt werden. Hilfreich sind dabei Möglichkeiten, eine »innere Kontinuität« (ebd.) aufrechtzuerhalten, bspw. durch eine Berufsausübung im neuen Land als »Erfahrung der Nützlichkeit« (ebd.). Grinberg und Grinberg (1990/2016, S. 73) beschreiben, dass der Migrationsprozess mit Trennungsschmerz einhergeht, und vergleichen ihn mit der umgangssprachlichen Bezeichnung »Wachstumsschmerz«. Daher ist die Trauer um das Verlorene entscheidend bei der Bewältigung der herausfordernden Lebensumstände.

Für die zweite und dritte Generation können diese Faktoren auf andere Art und Weise eine Rolle spielen. Die Enkulturation in der Kindheit von Menschen mit Migrationsgeschichte in der Familie setzt sich aus der Heimat der Erziehungsberechtigten und aus der aktuellen Umgebung zusammen. Auch hier müssen die Kinder Prozesse des Ablösens und des Sicheinlassens erbringen. So wie die Migration transgenerationale Effekte hat, so hat auch die Bewältigung und Integration der damit einhergehenden Herausforderungen Auswirkungen auf die Nachkommen.

An die Identitätsentwicklung ist der Erwerb und das Nutzen von Sprache gekoppelt. Die Geburtssprache ist der »Zugangsweg zu Phantasien und Symbolen« und zum »autobiographischen Erinnerungsvorrat« (Erim, 2009, S. 149). In der Therapie kann in der Geburtssprache Erlebtes schwerer zugänglich sein. Damit sind keine direkten Sprachbarrieren gemeint, sondern vielmehr die Verbindung von Sprache und Emotionalität. Letzteres kann in einer Fremdsprache den Zugang zu Emotionen und Erinnerungen erschweren. Durch den Sprachwechsel, den die Klientel vollziehen muss, tritt Wesentliches möglicherweise in den Hintergrund. Gleichzeitig könnte jedoch durch fehlende Verständigungsmöglichkeiten Un- und Vorbewusstes unmittelbarer und schneller in den Kontakt kommen. Denn die Hemmschwelle ist womöglich geringer und in der Geburtssprache aktive Abwehrmechanismen weniger einsetzbar. Unterschiedliche Repräsentationen des Selbst sind an den Gebrauch unterschiedlicher Sprachen gekoppelt, sodass die Geburtssprache mit einem anderen Identitätsgefühl verbunden sein kann als die neue Sprache. Das bedeutet, dass unterschiedliche Repräsentationen des Selbst auch an unterschiedliche Sprachen, die das Gegenüber womöglich spricht, gebunden sind (Kluge, 2018). Potenzielle Spaltungen der Selbstrepräsentanzen können dann in der Sprache zum Ausdruck kommen, indem bspw. ein sich stark voneinander unterscheidendes Verhalten im Freundeskreis und in der Familie an den Tag gelegt wird (Erim, 2009). In dem Zusammenhang spielt Bilingualität als Eröffnung neuer Möglichkeiten der »inneren Welt des Selbst« (Amati-Ehler, 1993, zit. n. Erim, 2009, S. 247) eine entscheidende Rolle.

Mit den Kenntnissen aus der Auseinandersetzung mit kulturbezogenen und migrationsspezifischen Schutz- und Belastungspotenzialen sowie dahinterliegenden psychodynamischen Prozessen ist eine ausreichende Grundlage gegeben, um sich dem eigentlichen Therapieraum zu widmen. Die bisher gesammelten Erkenntnisse hinsichtlich Musik, Religion und Identität in den arabischsprachigen Regionen sollen mit den psycho- und musiktherapeutischen Aspekten verwoben werden.

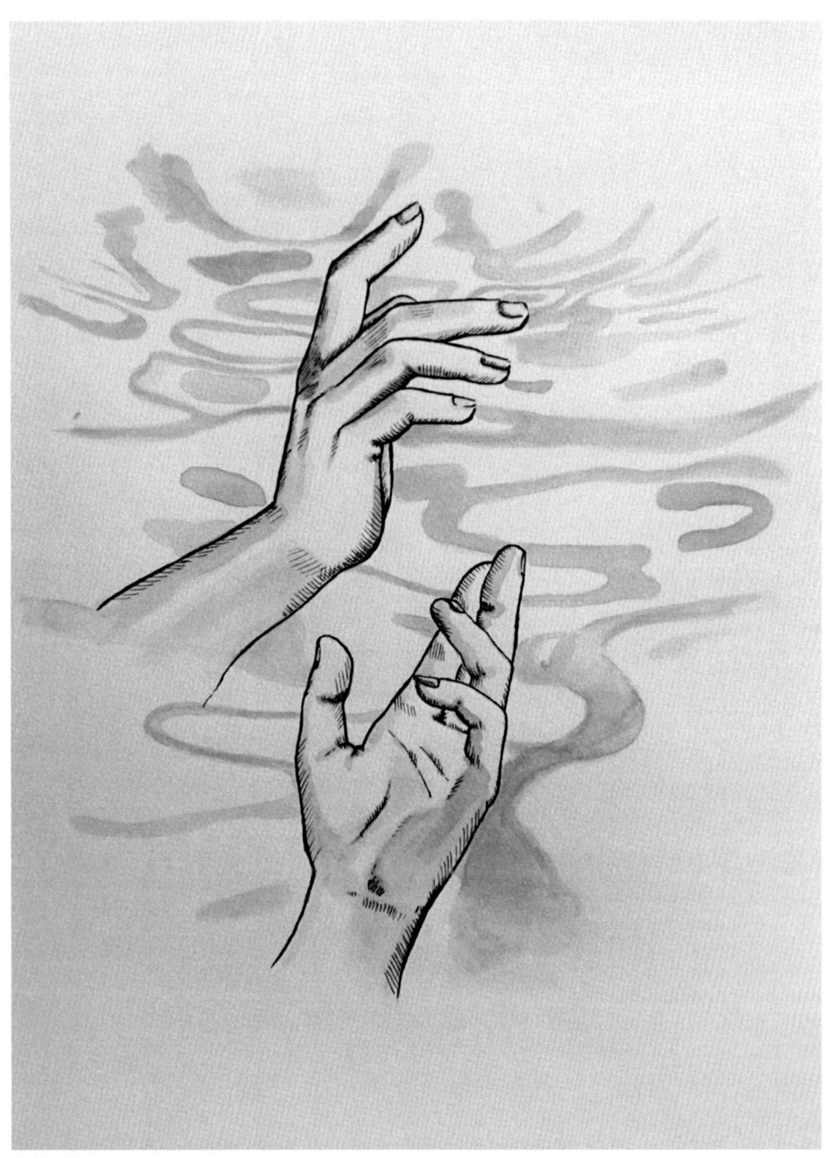

© Kateryna Nigbur

7 Kultursensible (Psycho-)Therapie

Esra Mutlu

In den bisherigen Kapiteln vollzog sich schrittweise eine Annäherung an den Kern dieses Buchs – das therapeutische Geschehen in der Musik- bzw. Psychotherapiesitzung. In der Vogelperspektive beginnend wurden zunächst der Kultur- und Migrationsbegriff thematisiert und auf dieser Grundlage wurden anschließend die arabischsprachigen Regionen hinsichtlich ihrer religiösen und musikalischen Prägungen beleuchtet. Schritt für Schritt wurden dann die kulturbezogenen und migrationsspezifischen Wirkweisen auf die Psyche erarbeitet, sodass nun mit diesem Wissen die Rahmbedingungen und Umgangsmöglichkeiten in Bezug auf das Therapiesetting fokussiert werden können. Ziel dieses Kapitels ist, Musik- und Psychotherapeut*innen an eine kultursensible Denk- und Arbeitsweise sowie therapeutische Haltung heranzuführen.

In der Musiktherapie wirken Beziehungsdynamik, Konfliktpotenziale sowie Übertragungs- und Gegenübertragungsphänomene zwischen Therapeut*in und Klient*in. Diese werden sowohl im gemeinsamen Musikhören und -spielen als auch in den begleitenden therapeutischen Gesprächen thematisiert und bearbeitet. Als psychotherapeutisches Verfahren dienen die Gesprächsanteile in der Musiktherapie zur Vertiefung und Versprachlichung des Erlebens der Klient*innen. Die Gespräche können vorbereitend für ein Musikhören oder -spielen sein oder im Anschluss daran zur Reflexion dienen. Auch unabhängig vom Medium Musik kommen oftmals Themen auf, die zunächst im Gespräch bearbeitet werden müssen.

Auf dieser Grundlage steht in diesem Kapitel die Nahaufnahme der gesprächsspezifischen Aspekte der musik- bzw. psychotherapeutischen Sitzung für Menschen mit arabischer Migrationsgeschichte im Vordergrund. Grundsätzlich sind viele der Punkte ebenfalls allgemein auf die Arbeit mit

Klient*innen mit Migrationsgeschichte übertragbar. Die musiktherapiespezifischen Aspekte sind in Kapitel 8 aufgeführt. Aufgrund meiner Ausrichtung sind die dargestellten Aspekte aus einem psychodynamischen und tiefenpsychologischen Blickwinkel verfasst.

Als Vorbereitung fungiert im Folgenden die Einführung in den transkulturellen intersubjektiven Raum. Daraufhin folgen Inhalte zur psychotherapeutischen Aufklärung und Psychoedukation im therapeutischen Setting mit Menschen mit arabischer Migrationsgeschichte. Anschließend steht die Auseinandersetzung mit Machtstrukturen und herausfordernden Themen und Konflikten sowie deren therapeutische Bearbeitungsmöglichkeiten im Vordergrund. Zuletzt wird die therapeutische Haltung vor dem Hintergrund der Kultursensibilität beleuchtet.

7.1 Der intersubjektive Raum

Das Konzept der Intersubjektivität lässt sich als »Zwischen- und Überschneidungsbereich zwischen zwei oder mehreren Menschen [beschreiben], die sich in einer wechselseitigen und prozesshaften Verbindung befinden« (Nawe, 2008, S. 19). Im intersubjektiven Raum ergibt sich ein dichtes Gefüge, in dem eine Pluralität von Verbindungen und Beziehungsmustern entsteht, die wiederum Grundlage für Auseinandersetzungen und Verstrickungen sein können. Teil dieser Begegnungen ist die Wirkung von »intrapsychischen, interpersonellen und sozialen Konfliktdynamiken« (Hirblinger, 2019, S. 161). Zusätzlich wirken in der Gruppe oder Dyade eigene kulturelle Prägungen betreffende Erfahrungen, Überzeugungen und Traditionen sowie dem Gegenüber geltende Vermutungen und Gefühle. Eigene »innere« Kulturen treffen auf »innere« Kulturen des Gegenübers. Die Vielseitigkeit kultureller Prägungen der Interaktionspartner*innen kann für eine Verdichtung des Geflechts sorgen. Menschen mit Migrationsgeschichte vereinen in sich womöglich mehrere Zugehörigkeiten und auch Therapeut*innen können durch eine eigene Migrationsgeschichte vielseitige Kulturbezüge mit sich bringen.

Damit im intersubjektiven Raum eine Integration des »Noch-Unbekannten« gefördert wird, ist ein »gemeinsamer Prozess des Aufeinander-zu-Bewegens« (Nawe, 2008, S. 21) notwendig. Durch die »Dynamik, Bezogenheit und Spannung« (ebd., S. 17f.) zwischen der einen und der anderen Person sowie ihrem gemeinsamen Erleben entsteht die triadische Struktur des transkulturellen Raums. Zusätzlich wirken kulturelle Prägungen der jeweiligen Personen, sodass man sich in einem Personen-Kultur-Gefüge wiederfindet. Klient*in und Therapeut*in betreten den intersubjektiven Raum mit ihren un- und vorbewussten Vorurteilen, Vorannahmen, Einstellungen, Gefühlen, Gedanken, Erwartungen, Phantasien und Wünschen.

Freud (1933/2007, S. 496) verwendet die Bezeichnung »inneres Ausland«, um eine Verbindung zum Unbekannten in uns selbst zu schaffen. Fremd ist, was uns unbewusst ist und gleichzeitig ist es das Unbewusste, was uns am nächsten ist. Meistens ist das Unbewusste durch Abwehrmechanismen und Widerstände geschützt. Es bedarf Überwindung und Reflexion, damit die »Transformation eines Fremden in ein Eigenes« (Machleidt & Heinz, 2018, S. 33) angeregt werden kann. Vor diesem Hintergrund könnte in Bezug auf transkulturelle Begegnungen das vermeintlich Fremde im Gegenüber als etwas ursprünglich Bekanntes, aber eben Unbewusstes verstanden werden. Im Umkehrschluss bedeutet dies, dass die Auseinandersetzung mit dem Gegenüber eine Integration des Fremden in das Eigene ermöglicht (Machleidt & Heinz, 2018).

Winnicott (1971) spricht von einem Zwischenraum, den er den intermediären Raum nennt. Damit ist ein Übergangsraum in der Mutter-Kind-Interaktion gemeint, in dem innere und äußere Realität gleichzeitig voneinander getrennt und miteinander verbunden sind. Die therapeutische Beziehung kann ebenfalls als solch ein Zwischenraum fungieren und die Entwicklung von »Kreativität, Symbole[n] und Differenz, also [von] Kultur und kulturelle[r] Bedeutung« (Nadig, 2006, S. 72) fördern. Der Übergangsraum versteht sich dann als ein psychischer Raum im Leben eines Erwachsenen. Özbeck und Wohlfart (2006, S. 149) setzen dieses Verständnis in den Kontext von Transkulturalität und sprechen von einem »transkulturellen Übergangsraum«. In der Therapie mit Menschen mit Migrationsgeschichte entsteht zwischen den einzelnen Interaktionspartner*innen ein Reflexionsraum, in dem die »Herstellung von Bedeutungszusammenhängen, [die] Verortung des Eigenen und des Fremden«[39] angeregt werden kann. Eigene kulturelle Prägungen sowie weitere kulturelle Bedeutungen werden gegenseitig wahrgenommen und eine Integration ermöglicht.

Vor dem Hintergrund der Gestaltung des intersubjektiven Raums spielt das implizite und explizite Mentalisieren eine wichtige Rolle. Im Sinne der

39 https://www.lptw.de/archiv/vortrag/2007/Machleidt-Wielant-Migration-Kultur-und-seelische-Gesundheit-Lindauer-Psychotherapiewochen2007.pdf, S. 104.

Mentalisierungsbasierten Psychotherapie sind mit implizitem Mentalisieren all jene Gedanken und Handlungen gemeint, auf die wir direkten Zugriff haben, ohne darüber nachdenken zu müssen (Allen et al., 2011). Sie resultieren aus Erfahrungen, die wir im familiären Kontext und damit auch durch unsere kulturellen Prägungen gemacht haben. Im transkulturellen Raum müssen die Interaktionspartner*innen eine gemeinsame Sprache zwischen den jeweiligen multiplen Referenzpunkten finden. Wenn sie unterschiedliche kulturelle Prägungen haben, kann es herausfordernd werden, Verhaltens- und Sprechweisen des Gegenübers implizit zu deuten.

Wenn der Rückbezug auf implizites Beziehungswissen nicht ausreicht, muss explizit mentalisiert werden. Damit ist gemeint, sich bewusst mit inneren Vorgängen und denen vom Gegenüber auseinanderzusetzen – sich selbst von außen und Andere von Innen wahrzunehmen und andersherum (Schulz-Venrath, 2015). Im Kontext unterschiedlicher kultureller Prägungen ist es eine Leistung, die auch der*die Therapeut*in erbringen muss. Das Hinterfragen der eigenen Prägungen und das Nachfragen im Kontakt mit dem Gegenüber ermöglichen eine intersubjektive Annäherung an seine Lebenswirklichkeit. So kann das einst Unbekannte im Verlauf bewusst wahrgenommen werden und durch Hinterfragen, Abwägen und Erkennen Teil des eigenen impliziten Beziehungswissens werden.

Im intersubjektiven Raum können »Brücken und Verbindungen« (Machleidt & Heinz, 2018, S. 33) zwischen »inneren« und »äußeren« Kulturen hergestellt werden, wie einst zwischen den »primären Bezugspersonen in der Kindheit«. Das Fremde im Gegenüber kann potenziell eine Wahrheit über das eigene Selbst enthalten. Diese »gemeinsam geschaffene Bezugswelt gilt für die individuelle Beziehung als eine ›dialogische Wahrheit‹« (Nawe, 2008, S. 83). Schwierige Situationen können so »verdaut« werden (Bion, 1992). Das Verständnis für die vielfältigen Wirkmechanismen im »transkulturellen Übergangsraum« (Özbeck & Wohlfart, 2006, S. 149) ist Voraussetzung für die Auseinandersetzung mit den Rahmenbedingungen, die eine kultursensible Musik- bzw. Psychotherapie ermöglichen.

7.2 Psychotherapeutische Aufklärung und Psychoedukation

Zu Beginn einer psychotherapeutischen Behandlung gehören standardmäßig die Aufklärung über den Therapieprozess und das jeweilige Setting, die Anamnese sowie psychoedukative Inhalte zu bestimmten Krankheitsbildern. Gerade wenn ein*e Klient*in erstmalig ein therapeutisches Verfahren wahrnimmt, ist ein solches Aufklären notwendig. Zusätzlich werden in den Erstgesprächen die therapeutische Vorgehensweise, Methodik und die damit einhergehenden Rahmenbedingungen erläutert. Bei Menschen mit arabischer oder allgemein mit Migrationsgeschichte kann es sinnvoll sein, einige weitere Punkte zu integrieren, die im Folgenden dargestellt werden.

Einen wichtigen Aspekt in der therapeutischen Arbeit stellt die Integration der Migrationsgeschichte der jeweiligen Person in den Therapieprozess dar. Um dies zu ermöglichen und vorzubereiten, sollten diesbzgl. bereits in der Anamnese psychoedukative Inhalte vermittelt werden. Ein erstes Erzählen oder Erwähnen hinsichtlich der Migrationsgeschichte findet zumeist in der biografischen Anamnese statt, was jedoch zunächst vielmehr einer Bestandsaufnahme gleicht. Ein Vorgehen, das eine anschließende oder im Verlauf hinzukommende Bearbeitung ermöglicht, ist die Befragung der Migrationsgeschichte als standardisiertes Vorgehen zu beschreiben. Also zu erklären, warum es wichtig sein kann, die Migrationsgeschichte zu thematisieren und dass dafür eine erste Darstellung notwendig ist. Zusätzlich sollte ein psychoedukativer Input hinsichtlich Migrationserfahrungen und möglichen Auswirkungen auf die Psyche folgen. Die Klientel sollte darüber in Kenntnis gesetzt werden, dass Migration ein lebensveränderndes Ereignis ist und die damit zusammenhängenden Umstände psychische Erkrankungen als mögliche Folge haben können. An dieser Stelle sollte auf die Migrationsstress-Theorie (Kap. 6.1) hingewiesen und der Zusammenhang zwischen rassistischen Erfahrungen und Traumatisierungen erklärt werden (Kap. 6.3).

Dem Sprechen über die Migrationsgeschichte gleich zu Beginn einen deutlichen Rahmen zu geben, kann verhindern, dass es im Verlauf zu grenzüberschreitenden und diskriminierenden Situationen kommt. Denn aus dem Kontext gerissene Fragen wie »Wo kommen Sie eigentlich her?« ohne psychoedukative Einbettung sind als Form von Othering und Alltagsrassismus zu kennzeichnen. Es gibt einen Unterschied, ob ich als Therapeut*in Klient*innen nach ihrer Migrationsgeschichte frage, weil es mich persönlich interessiert oder weil ich einen therapeutischen Einstieg in eine Bearbeitung finden möchte. Unter Umständen ist es auch sinnvoll, die unterschiedliche Migrationserfahrung zwischen Klient*in und Therapeut*in zu benennen. Dabei ist es nicht entscheidend zu vermitteln, dass das Gegenüber anders ist, sondern *andere Erfahrungen* gemacht hat.

Dennoch kann es sein, dass das Gegenüber sich trotz der Erklärung diskriminiert fühlt. Daher ist es notwendig, stets sensibel und sensibilisiert zu bleiben sowie jedes Mal individuell auf Reaktionen und Atmosphäre bei der Anamnese zu reagieren. Ob nach diesem Einstieg eine tatsächliche Bearbeitung der Migrationsgeschichte folgt, hängt vom individuellen Prozess, dem therapeutischen Auftrag sowie der Dringlichkeit einzelner Themen ab. Durch die Hinzunahme des Themas in einer einführenden Sitzung bleibt es jedoch nicht unbenannt und begegnet der Person möglicherweise zu einem anderen Zeitpunkt.

Neben dem Einbau der Migrationsgeschichte in die einführenden Sitzungen kann ebenfalls eine Einbindung des Familiensystems hilfreich sein. Aufgrund der kollektivistischen Familien- und Gesellschaftsstruktur sind Angehörige von Menschen mit arabischer Migrationsgeschichte oftmals in viele Entscheidungsfindungen eingebunden, so unter Umständen auch beim Beginnen einer therapeutischen Behandlung (Lersner & Kizilhan, 2017). Werden Familienmitglieder zu einem Erst- oder Zweitgespräch eingeladen, entsteht die Möglichkeit, Fragen zu beantworten, Einsicht in den Behandlungsablauf zu geben sowie psychoedukative Inhalte zu teilen. Einerseits kann so auf therapeutischer Seite ersichtlich werden, welche Stellung der*die Klient*in in der Familie hat und welches Krankheitsverständnis vorliegt. Andererseits ist es eine Gelegenheit, Unwissen oder sogar Misstrauen entgegenzuwirken und womöglich die Unterstützung des Familiensystems zu aktivieren (ebd.). An dieser Stelle sollte beachtet werden, dass es bei Abgrenzungswünschen und je nach therapeutischem Auftrag für Klient*innen auch wichtig sein kann, dass die Familie gerade nicht inkludiert oder sogar in der Therapie erst einmal nicht thematisiert wird.

In Bezug auf das therapeutische Setting sollte die Bedeutung von Blick- und Körperkontakt in der Therapie erklärt werden. Der Blickkontakt spielt in der therapeutischen Arbeit eine entscheidende Rolle. Er kann auffordernd, zugewandt und irritierend sein und den Gesprächsverlauf beeinflussen. Für manche Klient*innen wirkt ein direkter Blickkontakt bedrohlich, für andere ein sporadischer wiederum ablehnend. In der Therapie mit Menschen mit arabischer Migrationsgeschichte kann der Blickkontakt aus religiösen und/oder kulturellen Gründen eine zusätzliche Rolle spielen. Im Arabischen gibt es die dem Islam entspringende Bezeichnung *ghaddu albasar* – »den Blick senken«. Es ist eine moralische Empfehlung für gegengeschlechtliche Personen außerhalb des eigenen Familienkreises, die dazu dient, die eigenen Augen vor verführerischen oder unangemessenen

Blicken und Verhaltensweisen zu schützen. Grundsätzlich kann es hilfreich sein zu erklären, dass Blickkontakt in der Therapie eine beziehungsregulierende Rolle spielt und Vertrauen aufbauen sowie Gefühle spürbarer machen soll. Die Art und Häufigkeit des Sichanschauens kann von therapeutischer Seite entsprechend gesteuert werden. Über die Aufstellung der Stühle ist eine Anpassung ebenfalls möglich.

In Bezug auf Körperkontakt ist im therapeutischen Setting grundsätzlich ein gewisser Abstand üblich. Vor dem Hintergrund des Islams ist bei gegengeschlechtlichen Interaktionspartner*innen das Einhalten eines gewissen Abstands wichtig. Bspw. kann es im therapeutischen Setting bei Begrüßung und Verabschiedung beim Händeschütteln zu verstärktem Körperkontakt kommen. Solche Abläufe sollten besprochen und thematisiert werden, wenn der*die Therapeut*in das Gefühl hat, es könnte wichtig sein. Auch hier ist erneut der Hinweis notwendig, dass diese Aspekte nicht auf alle Muslim*innen zutreffen. Es handelt sich um Verallgemeinerungen, die individuell abgefragt bzw. herausgefunden werden müssen. Grundsätzlich ist das Wohlgefühl in Bezug auf Blick- und Körperkontakt von verschiedenen Faktoren wie Vorerfahrungen, Sympathie und Tagesverfassung abhängig. In der Musiktherapie kann es durch das Medium Musik zusätzlich zu Situationen mit erhöhter körperlicher Nähe kommen, bspw. durch gemeinsames Sitzen am Klavier.

Ein weiterer wichtiger Aspekt in Bezug auf das Therapiesetting ist, dass sich Klient*innen möglicherweise in einer Gruppe mit gegengeschlechtlichen Mitgliedern nicht oder in der Einzeltherapie lediglich mit einer gleichgeschlechtlichen Person wohl fühlen. Hier sollte im Vorhinein oder spätestens in der Anamnese eine Klärung stattfinden. Im Austausch mit der jeweiligen Person und wenn möglich dem Team sollte besprochen werden, inwieweit eine Rücksichtnahme möglich und sinnvoll ist. So könnte eine generelle Teilnahme an Gruppen ausgeschlossen werden oder aber evtl. als Ziel für den Therapieprozess formuliert werden. Evtl. gibt es eine reine Frauen*- oder Männer*gruppe oder Gruppentherapien, in denen das Hinzuziehen einer gleichgeschlechtlichen therapierenden Person bereits Entlastung bringt.

Die hier dargestellten Hinweise zur psychotherapeutischen Aufklärung, den psychoedukativen Inhalten hinsichtlich Migrationsgeschichte und kulturbezogenen Aspekten bilden die Grundlage für die weitere Auseinandersetzung mit in der musik- bzw. psychotherapeutischen Sitzung auftauchenden Themen und Konflikten.

7.3 Umgang mit Machtstrukturen

Im therapeutischen Setting wirken zwischen Klient*in und Therapeut*in beziehungs- und gesellschaftsbezogene Strukturen, die eine gewisse Machtdynamik mit sich bringen (Wachendorfer, 2000). Oftmals sind sie vor- oder unbewusst und können durch Bewusstwerdung und Reflexion Zugänge zu gewissen Themen im Therapieprozess eröffnen. Welche das sind und wie die Auseinandersetzung mit der im therapeutischen Setting wirkenden Machtdynamik eine kultursensible musik- bzw. psychotherapeutische Arbeitsweise ermöglicht, wird im Folgenden dargestellt.

Dem therapeutischen Raum ist eine asymmetrische Beziehungsgestaltung immanent. Aufgrund der abstinenten therapeutischen Haltung haben Klient*in und Therapeut*in ein unterschiedliches Wissen über das gegenseitige Privatleben. Die Therapeut*innen unterliegen der Schweigepflicht, tauschen sich aber je nach Setting mit einem Team und den Krankenversicherungen aus. Ihnen obliegen Wissen und Entscheidungsmacht hinsichtlich der psychischen Diagnostik. Letzteres steht mit dem Krankheitsbegriff in Gesellschaft und Gesundheitswesen in Verbindung. Im Spannungsfeld zwischen Krankheit und Gesundheit wird durch Diagnostik- und Bewertungsverfahren entschieden, was »normal« ist und was nicht (Lerch, 2019). Einerseits kann Psychotherapie Normalität wiederherstellen, andererseits kann sie gleichzeitig dazu beitragen, »Normalität in Frage zu stellen und zu dekonstruieren« (ebd., S. 52). Was dabei »normal« ist, kann objektiv durch Fragebögen und gesellschaftliche Standards eruiert werden, bleibt letztlich aber eine individuelle Frage. Bei der therapeutischen Arbeit sollte es neben der Einordnung von Symptomen und der anschließenden Diagnose auch darum gehen, die Person »in ihrer Ganzheit« (Fent, 2022, S. 9) zu sehen. Auch wenn es als Therapeut*in für die Behandlung notwendig ist, Beschwerden bestimmten Krankheitsbildern zuzuordnen, sollte stets die Individualität des Gegenübers im Vordergrund stehen. Zur asymmetrischen Beziehungsgestaltung zwischen Therapeut*in und Klient*in kommt also das Bild der »gesunden« und der »kranken« Person hinzu.

In der Therapie mit Menschen mit Migrationsgeschichte ergeben sich weitere gesellschaftsbezogene Machtstrukturen. Therapeut*in zu sein, geht mit einem gewissen Bildungsgrad sowie sozioökonomischen Status einher. Meistens ist man als Therapeut*in Teil der Dominanzgesellschaft. Das bedeutet, dass man »weiß« und christlich ist oder als solches wahrgenommen wird und daher bspw. nicht von Rassismus betroffen ist (Kurt, 2021). Aus der Vogelperspektive betrachtet kann im Therapieprozess Kollektives spürbar werden: Die aktuellen gesellschaftlichen Reibungs- und Begegnungspunkte finden ihren Weg in die zwischenmenschliche Dynamik. So kann es in Therapiesitzungen zu einer kollektiven Übertragung kommen (Erim, 2009). Das bedeutet, dass in der Gesellschaft verbreitete Gefühle sowie Annahmen bzgl. Migration in der Therapie spürbar werden. Ein Beispiel dafür zeigt die Musiktherapeutin Rachael Comte (2016) auf, denn sie kritisiert die Verwendung der Bezeichnung »Flüchtling« aufgrund der einschränkenden und stigmatisierenden Konnotation. Ein Mensch mit Fluchtgeschichte sollte nicht allein auf diese reduziert werden, weil er sonst »entindividualisiert« (Fent, 2022, S. 9) wird. Aus eurozentrischer Sichtweise könnte man der Bezeichnung »Flüchtling« eine Romantisierung und Verharmlosung zuschreiben, ähnlich wie beim »Arabischen Frühling«. Die Psychologin Ursula Wachendorfer (2000, S. 65) schreibt vor dem Hintergrund der kritischen Auseinandersetzung mit dem Weißsein:

> »Reflektiert die Therapeutin ihren eigenen Weißen Standort nicht, kann sie sich nicht auch als unterdrückerisch oder als Repräsentantin von Unterdrückung und Privilegierung ansehen, wird sie all die Bilder, Stereotype und Gefühle, die sie [...] angesammelt hat, unreflektiert auf die [...] Klientin übertragen. So können Ängste, Machtbedürfnisse, Schuld- und Superioritätsgefühle, die häufig bei Weißen [...] entstehen, unbewußt auch im therapeutischen Setting auftreten. Sie werden abgewehrt, indem sie auf die KlientInnen übertragen und diese für das eigene Unwohlsein verantwortlich gemacht werden. So müssen sowohl bei KlientInnen als auch bei TherapeutInnen die Projektionen und Phantasien bearbeitet werden, die in Bezug [...] zur Realität des Rassismus vorhanden sind, um den therapeutischen Raum für [...] KlientInnen sicher zu machen.«

Im therapeutischen Kontext kann es zu Reinszenierungen, aber auch zu konkreten Situation der Diskriminierung kommen. Es ist möglich, dass sich die in der Gesellschaft erfahrenen Unterlegenheitsgefühle und Abweisungserlebnisse der Klientel im therapeutischen Raum widerspiegeln und evtl. wiederholen. Sind jeweilige Musik- und Psychotherapeut*innen Expert*innen in Bezug auf Rassismus und Diskriminierung, können sie Klient*innen einen hilfreichen Umgang anbieten. Zunächst einmal geht es um das Zu- und Hinhören und darum, einen Raum zu schaffen, in dem sich Klient*innen wohl fühlen, von ihren Erlebnissen und Gefühlen zu erzählen. In einem nächsten Schritt kann gemeinsam nach Strategien für einen Umgang mit Machtstrukturen oder Diskriminierungserleben im Alltag der Klient*innen gesucht werden. Dann werden Abgrenzungsförderung, Stärkung des Selbstwirksamkeitserleben und Förderung der Ich-Stärke wichtig.

An dieser Stelle wird deutlich, was für ein Balanceakt kultur- und diskriminierungssensible Therapie ist. Therapeut*innen sind hier stark in ihrer Reflexionsfähigkeit und -bereitschaft gefragt. Sie bildet die Grundlage für alle weiteren Auseinandersetzungen und Annäherungen im intersubjektiven Raum.

7.4 Umgang mit Konfliktfeldern

In jedem Therapieprozess tauchen zur Bewältigung drängende Konflikte und herausfordernde Übertragungs- und Gegenübertragungsphänomene auf. In Kapitel 5 und 6 wurden potenzielle kulturbezogene und migrationsspezifische Belastungs- sowie Schutzfaktoren beschrieben. Am Beispiel des Familiensystems und der Religion werden im Folgenden Konfliktthemen, die unter Umständen bei Menschen mit arabischer Migrationsgeschichte vorkommen können, dargestellt sowie therapeutische Umgangsmöglichkeiten mit ihnen diskutiert. Wichtig ist, dass sich die Konflikte im therapeutischen Kontext überschneiden sowie vermischen können und unabhängig von der Migrationserfahrung des Gegenübers unter Einfluss zusätzlicher Faktoren stehen. Dazu zählen bspw. Aspekte der Persönlichkeitsstruktur, Alter und Geschlechtsidentität sowie Sympathie zwischen Therapeut*in und Klient*in. Auch hier ist der Hinweis notwendig, dass es sich bei den im Folgenden bearbeiteten Aspekten um Verallgemeinerungen handelt, die als Orientierung und für die Entwicklung von Arbeitshypothesen dienen sollen. In jedem Fall gilt es, die Umstände individuell zu überprüfen und einzeln zu betrachten.

In der therapeutischen Arbeit mit Menschen mit arabischer Migrationsgeschichte sollten Therapeut*innen die mögliche kollektivistische Familienstruktur des Gegenübers beachten. Sie sollten sich bewusst sein, dass eigene von einer individualistischen Gesellschaftsführung geprägten Vorstellungen des Familien- und Eigenlebens nicht unbedingt und ausschließlich das Beste und Sinnvollste für das Gegenüber darstellen (Assion et al., 2018). Es kann aber herausfordernd sein, wenn in der Therapie der Eindruck entsteht, dass einige Schwierigkeiten des Gegenübers auf die Rollenverteilung und -erfüllung in seiner Familie zurückzuführen sind. Solche Eindrücke können sich verstärken und verfestigen, wenn sich die Schwierigkeiten in psychodynamischen Konflikten äußern. Bspw. könnte es vor dem Hintergrund einer kollektivistischen Familienstruktur bei Individuations- oder Trennungswünschen seitens der Klient*innen hinsichtlich der Partnerschaft in der Therapie zu einem Abhängigkeits-Autonomie-Konflikt kommen. Damit sind Schwierigkeiten bei der Separation oder Individuation gemeint und durch Distanz oder Nähe ausgelöste Angst. Eine Ursache dafür können gesellschaftliche Verpflichtungs- und Zugehörigkeitsgefühle sein, denen ein Schuld- oder Loyalitätskonflikt zugrunde liegt. In dem Zusammenhang ist es ebenfalls möglich, dass sich in der Therapie Gefühle der Aggression, Wut, Scham oder Schuld zeigen. Unsicherheiten oder Widerstände bei der Rollenverteilung und -erfüllung haben das Potenzial, bei betroffenen Klient*innen zusätzlich einen Selbstwert- und Identitätskonflikt auszulösen.

Bei den Konfliktdynamiken sollte stets beachtet werden, dass kollektivistische Gesellschaftsstrukturen auch ressourcenaktivierend sein können. Der Familienzusammenhalt kann durch die Unterstützung und Verbundenheit eine wichtige Ressource bei der Bewältigung einer psychischen Erkrankung spielen und durch die feste Rollenverteilung können Sicherheit und Orientierung gewährleistet werden (Fisek, 2001). Dabei kann die Aktivierung des Kollektivs in der Therapie ein entscheidender Faktor sein. Womöglich haben einzelne Familienmitglieder der betroffenen Person die Möglichkeit, ihr bei gewissen Themen Hilfestellungen anzubieten. Im Familienkreis lässt sich möglicherweise eine »Identifikationsfigur« (Erim, 2009, S. 56) finden, die Ähnliches erlebt hat und an der sich der*die Klient*in orientieren kann. Wird eine vorschnelle Distanzierung vom Familiensystem gefördert, besteht die Gefahr, dass die Unterstützung der Familie möglicherweise verloren geht und die gesamte Verantwortung für die Gesundheitssituation von den Klient*innen allein getragen werden muss (Assion et al., 2018). Gerade wenn die familiären Strukturen Teil der Belastungsfaktoren sind, kann das Fördern des Distanzierens dazu beitragen, dass betroffene Klient*innen in einen »unlösbaren Konflikt zwischen Familie und Therapeut« (ebd., S. 402) oder Therapeutin geraten.

Vor diesem Hintergrund sollten Therapeut*innen den Eindruck, dass einige Schwierigkeiten der Klient*innen auf die Rollenverteilung und -erfüllung in der Familie zurückzuführen sind, hinterfragen und je nach Situation zunächst zurückstellen. Als Erstes muss ein tieferes Verständnis für die Situation der betroffenen Klient*innen entwickelt werden. Bei der Bewertung der Familien- und Rollenkonstellation sollten ebenfalls die Wünsche und der von Klient*innen formulierte Therapieauftrag berücksichtigt werden. Je nachdem, welche Ziele genannt werden, kann dann überlegt werden, inwiefern eine kritische Reflektion des Familiensystems dafür notwendig ist oder inwiefern nach Lösungen gesucht werden kann, die die Werte und Normen der betroffenen Klient*innen berücksichtigen. Wenn bspw. Selbstorganisation ein zentrales Thema in der Therapie ist, könnte es »auf Grundlage von zwischenmenschlicher Verbundenheit« (ebd.) besprochen und bearbeitet werden. Grundsätzlich hilft hier das Einnehmen einer forschenden und neugierigen Haltung des Nichtwissens, angelehnt an die Mentalisierungsbasierte Psychotherapie (Allen et al., 2011). Aber um eine nichtwissende Haltung einnehmen zu können, ist die Dekonstruktion von *Wissen* notwendig. Letzteres setzt sich aus persönlichen, aber auch gesellschaftlichen und politischen Faktoren zusammen. Daher ist die Hinzunahme von kultur- und diskriminierungssensiblen Aspekten für die therapeutische Haltung wesentlich.

In Bezug auf die Konfliktfelder kann es wichtig sein, sich einzugestehen, dass manche Konflikte nicht lösbar sind, weder in der Therapie noch im Privatleben der Klient*innen. Gerade darin kann aber die Wirkweise der Therapie liegen: Gemeinsam mit dem Gegenüber Spannungen und Unvereinbares aushalten. Wie im Innerpsychischen Gegensätzliches nebeneinander existieren kann, so können auch in der Therapie Konflikte bestehen bleiben. Eine Bearbeitung muss nicht zwingend mit einer Lösung einhergehen. Wenn gewisse Konfliktfelder Teil des Alltags der Klient*innen sind, dann liegt der therapeutische Auftrag womöglich zunächst auf der gemeinsamen Suche nach Wegen des Umgangs mit ihnen. Der*die Therapeut*in kann gemeinsam mit dem Gegenüber Strategien für das Aushalten der unvermeidbaren Spannungen finden. Eine weitere Möglichkeit ist, die Bereiche und Eigenschaften zu fördern, die der*die Klient*in bereits mitbringt. So könnte bspw. das Autonomiebestreben unterstützt werden, damit die Klient*innen möglicherweise zu einem späteren Zeitpunkt eine eigene Entscheidung treffen.

Die bisher dargestellten Aspekte bedeuten nicht, dass man als Therapeut*in die Familien- und Rollenkonstellation der betroffenen Klient*innen nicht kritisch reflektieren soll. Es geht vielmehr darum, für sich herauszufinden, was Gründe dafür sind und in welchem Zusammenhang sie mit dem therapeutischen Auftrag stehen. Grundsätzlich gilt, dass im besten Fall erst bei einer ausreichenden Vertrauensbildung kritische Überlegungen angestoßen und dann behutsam in Kontakt gebracht werden sollten. Ansonsten besteht die Gefahr, dass das Gegenüber sich abgewertet oder verurteilt fühlt. An dieser Stelle kann es sinnvoll sein, als Therapeut*in transparent zu sein und die eigene Wahrnehmung mitzuteilen. Damit wird markiert, dass therapeutische Annahmen zu einem bestimmten Teil immer der gesellschaftlichen Perspektive und damit einhergehenden Erwartungen und Erfahrungen der jeweiligen Therapeut*innen entspringen.

Eine ähnliche Achtsamkeit empfiehlt sich bei religionsspezifischen Aspekten. Insgesamt ist es wichtig, dass das Thema Religiosität immer individuell eingeschätzt wird. Je nach Wohlbefinden und Rolle, die der Glaube im Leben der Klient*innen einnimmt, kann die Religiosität auch Teil des Therapieprozesses werden. Wenn Klient*innen bspw. den Ramadan machen, sind sie im Fastenmonat womöglich eher erschöpft und besonders vulnerabel. Gleichzeitig könnte es aber auch sein, dass sie eine stärkere spirituelle Verbindung spüren und sich ein Veränderungspotenzial auftut. Therapeut*innen können Wege finden, die Religion ihrer Klientel in Form von Ressourcenaktivierung in den Therapieprozess zu integrieren. Beim Umgang mit traditionellen Therapie- und Heilverfahren sollten sich Therapeut*innen bewusst sein, dass eigene eurozentriert geprägte Vorstellungen von Krankheit und Therapie nicht unbedingt und ausschließlich das Beste und Sinnvollste für das Gegenüber darstellen. Jedenfalls sollten sich Therapeut*innen informieren, ob ihre Klient*innen eine zusätzliche Behandlung in Anspruch nehmen.

Abschließend orientieren sich Therapieauftrag und mögliche -ziele in erster Linie an der psychiatrischen Diagnose und an der Wahrnehmung der Klient*innen. Allgemein ist die Stärkung der Selbstwirksamkeit und Gleichberechtigung hilfreich sowie die Förderung von Über-Ich-Entlastung, wodurch Stress abnehmen kann. Prinzipiell sollten die durch das Familiensystem, die Migrationserfahrung und kulturelle Prägungen sowie die Gläubigkeit beeinflussten Rahmenbedingungen Berücksichtigung finden. Letztlich ist eine Möglichkeit der kultursensiblen Annäherung Impulse und Vorschläge zu geben, möglichst ohne davon auszugehen, man sei als Therapeut*in im Recht.

7.5 Förderung einer kultursensiblen therapeutischen Haltung

Die Entwicklung einer kultursensiblen therapeutischen Haltung unterliegt einer dynamischen Lernkurve. Es ist ein lebenslanges Lernen, das immer wieder herausgefordert, gefördert und hinterfragt werden muss. Kultursensibilität ist keine Eigenschaft, die erzielt werden kann, sondern beschreibt eine ständige Annäherung an ein therapeutisches Arbeiten, das von Selbstreflexion geprägt ist.

Im Kontext von Kultursensibilität wird oftmals der Begriff der »interkulturellen Kompetenz« verwendet. Da dieses Buch auf dem Konzept der Transkulturalität aufbaut, sprechen wir von einer trans- bzw. interkulturellen Kompetenz. Zusätzlich beschreibt Kultursensibilität keine abgeschlossene Kompetenz oder Fähigkeit (Kerber & Strosche, 2008). Denn es kommt niemals der Punkt, an dem ein*e Therapeut*in sich nicht mehr hinterfragen muss. Im Gegenteil, die Essenz des therapeutischen Arbeitens ist die niemals endende Selbsthinterfragung.

Grundsätzlich sollte jede therapeutische Haltung kultursensibel sein, da in jeder Interaktion verschiedene kulturelle Prägungen aufeinanderstoßen.

Es gibt gewisse Voraussetzungen, die den Stand der Kultursensibilität beeinflussen. So können gewisse Vorerfahrungen oder eine eigene Migrationsgeschichte bereits eine verstärkte kultursensible Selbstreflexion oder einen schnelleren Zugang zu ihr ermöglichen. Das garantiert bei Therapeut*innen mit Migrationsgeschichte aber keine automatisch gesteigerte Kultursensibilität. Auch für sie ist die Auseinandersetzung mit den eigenen »inneren« Kulturen entscheidend. Zuvor wurde bereits beschrieben, wie die »inneren« Kulturen der Therapeut*innen die Psychodynamik im Therapieprozess beeinflussen können. Daher ist es wesentlich, dass sich Therapeut*innen nicht nur mit den Kulturen ihres Gegenübers beschäftigen, sondern eben auch mit den eigenen (Hardy & Laszoffy, 1995).

Die Auseinandersetzung mit im Inneren wirkenden kulturellen Prägungen kann zur Bewusstwerdung eigener un- sowie vorbewusster Vorüberzeugungen, Vorannahmen, Beweggründen und Absichten verhelfen. In Form einer Selbstanalyse können verschiedene Aspekte wie Berufswahl, aktuelles Arbeitsfeld, Arbeitsmotivation und eigene Kulturbezüge reflektiert werden. Im Folgenden werden Fragen aufgelistet, die als Anregung dienen und zu einem Versuch einladen sollen:

- ➢ Warum glaube ich, dass ich als Musik- bzw. Psychotherapeut*in arbeite?
- ➢ Warum glaube ich, arbeite ich im aktuellen Bereich/in den aktuellen Bereichen?
- ➢ Was für selbstwertsteigernde und was für altruistische Beweggründe motivieren mich?
- ➢ Wie bin ich bisher mit herausfordernden und/oder Störgefühlen in der Therapie umgegangen?
- ➢ Wie bin ich bisher mit meinen kulturellen Prägungen und denen anderer im Therapiesetting umgegangen?
- ➢ Was glaube ich über Menschen, die mir unbekannte Kulturbezüge haben?
- ➢ Welche kulturelle Prägungen bringe ich mit?
- ➢ Wie glaube ich, definieren und/oder beeinflussen sie mich?
- ➢ Warum schien mit der Erwerb dieses Buchs sinnvoll?
- ➢ Wie ist es für mich, diese Fragen zu lesen?

Wenn sich Therapeut*innen mit ihrer eigenen Geschichte, Familie und damit zusammenhängenden kulturellen Prägungen auseinandersetzen, stärkt sich ihr Bezug zu ihrer Identität und damit zu ihrem Inneren. Es wird eine Brücke zur eigenen Erlebniswelt und damit ebenfalls zum Lebensmittelpunkt geschaffen. Dieser Realitätsbezug schafft eine Verbindung zum Selbst sowie zum Heimatlichen. Zum einen können dadurch die eigenen kulturellen Prägungen betreffende Muster und Mechanismen bewusst sowie spürbar werden und im Therapieprozess reflektiert in Kontakt treten. Zum anderen ermöglicht der Rückbezug auf eigene kulturelle Prägungen ein Innehalten und Zurückziehen in den inneren geschützten Raum. So wird in herausfordernden Situationen Abstand geschaffen und die Handlungsfähigkeit durch eine Reflexionspause (wieder-)hergestellt. Zusätzlich können eigene kulturelle Prägungen im Kontakt mit dem Gegenüber spürbar werden und Sicherheits- sowie Vertrauensgefühle ausstrahlen. Dies schafft für Klient*innen einen sicheren Rahmen, an dem sie sich orientieren können und der Schutz bietet. Er gleicht einem psychischen Ort im Inneren, der Heimat repräsentiert: ein Ort der Sicherheit in der therapierenden Person.

Im Kontext der therapeutischen Haltung steht auch immer die Frage nach der Balance zwischen Abstinenz und Selbstoffenbarung im Raum. Im Therapieprozess kann ein Grad der Selbstoffenbarung im Sinne einer selektierten Abstinenz sinnvoll sein. Für die therapeutische Haltung ist es hilfreich, zu realisieren, dass im transkulturellen Raum das Auftreten von Enttäuschung und Frustration nicht nur wahrscheinlich, sondern auch natürlich ist. Irritationen bei menschlichen Begegnungen sind unvermeidbar und gleichzeitig die Quelle neuer Erfahrungen, wodurch das Gegenüber spürbar wird. In Momenten der gegenseitigen Enttäuschung findet sich nämlich das Potenzial der gemeinsamen Erfahrung. Anstelle zu versuchen, so wenig irritierende Situationen wie möglich zu provozieren, sollten sie als ein berechtigter und förderlicher Teil des intersubjektiven Raums angesehen werden.

Ein weiterer Gegenspieler ungleicher Machtstrukturen ist der zuvor beschriebene transparente Umgang mit herausfordernden Situationen. Durch die Benennung von Missverständnissen und/oder Unsicherheiten entsteht ein Moment der Gleichheit, da sich beide Seiten in derselben Situation wiederfinden. Das Eingestehen gegenseitiger Enttäuschung und gegenseitigen Frusts schwächt Machtstrukturen, wenn Raum für Reflexion und sensible Kommunikation geschaffen wird. Bei einem beidseitig als positiv wahrgenommenen Erlebnis wird schließlich auch die Beziehung gestärkt und Distanz vermindert. Genau an solchen Irritationen kann der*die Klient*in ggf. auch neue Umgangsmöglichkeiten im Alltag lernen.

Je nach Atmosphäre, Klient*in und Beziehungsdynamik kann es auch beziehungsstärkend sein, nach arabischen bzw. geburtssprachlichen Worten zu fragen. Das Bekunden von oder ein angemessenes Maß an Interesse kann auch ein wichtiger Gegenspieler zu ungleichen Machtstrukturen sein. Gleichzeitig sollte hier die Grenze zu alltagsrassistischen Aussagen gewahrt werden. Um dies zu verhindern, kann es hilfreich sein, zunächst das eigene Unwissen anzusprechen. Also mit einer Ich-Botschaft zu beginnen und je nach Situation auch direkt zu erklären, warum einem selbst das Nachfragen wichtig ist. Es ist davon auszugehen, dass Themen und/oder Situationen aufkommen, in denen Therapeut*innen kein oder nicht ausreichend Wissen haben. Das kann Fragen, Sprache oder bestimmte Rituale betreffen. So können Machtstrukturen ebenfalls angepasst und mehr Raum für Gleichberechtigung geschaffen werden. Denn hierbei wird die Expertise der Klient*innen in den Vordergrund gestellt.

Es liegt stets im eigenen Ermessen, wie sehr man sich als Therapeut*in in gewisse kulturelle Prägungen einlesen möchte. Eigenrecherche könnte Vorurteile evtl. eher begünstigen oder den in der Psychoanalyse wichtigen ersten Eindruck von Klient*innen verzerren. Doch für alle Therapeut*innen sind unabhängig von ihrem Arbeitsbereich Selbstfürsorge und das Wahrnehmen von Weiter- und Fortbildungen auch wesentlich. In der Arbeit mit Menschen mit herausfordernden Migrationsbedingungen und/oder Fluchterfahrungen kann die Pflege beider Bereiche für Therapieprozess und Gesundheit der therapierenden Person entscheidend sein. Gerade bei Klient*innen mit Fluchterfahrung und/oder Traumafolgeerkrankungen, die sehr belastende Erfahrungen gemacht haben, besteht bei Therapeut*innen das Risiko einer sekundären Traumatisierung (Haenel, 2018). Intensive Konfliktsituationen mit starken Gegenübertragungsgefühlen sind für Therapeut*innen und Klient*innen belastend. Die routinierte Integration von Räumen der Selbstfürsorge, Psychohygiene und Weiterbildung können präventiv wirken.

Regelmäßige Supervision ist unablässig für die allgemeine therapeutische Arbeit, aber gerade für die Arbeit im transkulturellen Raum. Sie sollte genutzt werden, um auch mögliche Vorannahmen, Vorurteile und Widerstände zu besprechen und zu hinterfragen. Es kann auch sinnvoll sein weitere Räume zur Selbstbeobachtung und -reflexion mit Fokus auf Kultursensibilität zu nutzen. In Intervision, Teamsitzungen, auf Kongressen und bei Fort- sowie Weiterbildungen könnte man sich für Kultursensibilität einsetzen, auf Situationen, Aussagen oder offene Fragen hinweisen. Darüber hinaus ist es wichtig, sich in Bezug auf transkulturelle Themen weiterzubilden und solche Angebote auch in der Arbeit zu erbitten oder zu verbreiten (Lersner et al., 2018).

Zusammenfassend gilt es, therapeutische Vorgehensweisen jedes Mal aufs Neue an die individuelle Migrationsgeschichte des Gegenübers und damit einhergehenden Umstände anzupassen. Dabei ist es essenziel, dass der*die Therapeut*in eigene kulturelle Prägungen in Bezug auf persönliche, aber auch gesellschaftliche sowie politische Aspekte reflektiert. So können beide Interaktionspartner*innen im intersubjektiven Raum in einen gleichberechtigten Austausch treten und Gemeinsamkeit sowie Zugehörigkeit erleben.

8 Umsetzung in die musiktherapeutische Praxis

In Kapitel 7 wurde der gesprächsspezifische Teil der Musik- bzw. Psychotherapie im Zusammenhang mit Kultursensibilität betrachtet. Vor dem Hintergrund der Intersubjektivität wurden Inhalte zur Aufklärung und Psychoedukation sowie zu den im therapeutischen Setting mit Menschen mit arabischer Migrationsgeschichte wirkenden Machtstrukturen und Konfliktfeldern dargestellt. Letztlich kanalisierten sich die Ergebnisse in Überlegungen zur Förderung einer kultursensiblen therapeutischen Haltung.

In diesem Kapitel kommt es nun zur Nahaufnahme der musikspezifischen Aspekte bei der musiktherapeutischen Arbeit mit Menschen mit arabischer Migrationsgeschichte. Der erste Teil widmet sich dem musiktherapeutischen Setting. Zunächst werden grundlegende musiktherapeutische Rahmenbedingungen dargestellt, auch für Lesende, für die die Therapieform noch ein neues Feld ist. Anschließend stehen Inhalte zur Aufklärung musiktherapeutischer Arbeitsweisen sowie zum Umgang mit dem »Musikverbot« im Vordergrund. Daran anknüpfend folgt die Auseinandersetzung mit kultursensiblen Aspekten der musiktherapeutischen Anamnese und Haltung. Im zweiten Teil des Kapitels liegt der Fokus auf dem Einsatz arabischer und islamischer Musikformen in der musiktherapeutischen Praxis. In Bezug auf die Informationen aus Kapitel 3 und 4 über Musikpraktiken im Islam und arabische klassische Musik werden Umsetzungsmöglichkeiten für die Musiktherapie dargestellt. Dabei werden die Bereiche, wie folgt aufgeteilt: Einbezug arabischer Musikelemente, Integration religiöser Inhalte und Verwendung sprachlicher Elemente.

Die im weiteren Verlauf dargestellten Überlegungen sind größtenteils auf unsere Praxiserfahrung und auf die uns zugeschickten Fallvignetten von Musiktherapiekolleg*innen zurückzuführen. Die Fallvignetten dienen als Ergänzung und eröffnen oftmals eine Vertiefung der jeweiligen Thematik. Die theoretische Einbettung der damit einhergehenden Überlegungen orientiert sich an psychodynamischen Konzepten, entsprechend unserer tiefenpsychologischen Ausrichtung. Bei den Fallvignetten handelt es sich um musiktherapeutische Szenen im Gruppen- sowie Einzelsetting mit unterschiedlichen therapeutischen Rahmenbedingungen, bei denen das Klientel jedoch nicht ausschließlich eine arabische Migrationsgeschichte hat. Es gibt ebenfalls Szenen mit Klient*innen, die im arabischen Sprachraum wohnhaft sind und in Deutschland eine medizinische Behandlung in Anspruch nehmen. Darüber hinaus sind auch Fallvignetten von Klient*innen aus benachbarten Ländern wie Afghanistan integriert, die wir aufgrund ihrer kulturellen Gemeinsamkeiten mit den arabischsprachigen Regionen hinzugefügt haben.

8.1 Das musiktherapeutische Setting

Die Einsatzbereiche und Ausrichtungen der Musiktherapie sind breit gefächert. Um Lesenden, die bisher keine oder wenig Berührungspunkte mit Musiktherapie hatten, eine Definition anzugeben, folgt ein Auszug aus den »Kasseler Thesen zur Musiktherapie«.[40] Darin formulieren die Autor*innen zehn Thesen zur Herbeiführung eines schulübergreifenden Konsens zur Musiktherapie.

> »Musiktherapie ist der gezielte Einsatz von Musik im Rahmen der therapeutischen Beziehung zur Wiederherstellung, Erhaltung und Förderung seelischer, körperlicher und geistiger Gesundheit. Der Begriff ›Musiktherapie‹ ist eine summarische Bezeichnung für unterschiedliche musiktherapeutische Konzeptionen, die ihrem Wesen nach als psychotherapeutische zu charakterisieren sind […]. Musiktherapeutische Methoden folgen gleichberechtigt tiefenpsychologischen, verhaltenstherapeutisch-lerntheoretischen, systemischen, anthroposophischen und ganzheitlich-humanistischen Ansätzen.«

Allgemeine Wirkweisen sind Ressourcenaktivierung, Förderung der Selbstwirksamkeit, Stress- und Affektregulation. Das gemeinsame Musikmachen

40 https://www.musiktherapie.de/musiktherapie/was-ist-musiktherapie.

kann Beziehungskonstellationen und Konfliktdynamiken hör- und spürbar machen. Es ermöglicht Containment und Versorgung, auch über das gemeinsame Musikhören oder indem Therapeut*innen für das Gegenüber spielen.

Die Auseinandersetzung mit einem Setting, in dem Klient*in und Musiktherapeut*in unter Umständen keine gemeinsame Sprache haben oder nur auf einem niedrigem Niveau kommunizieren können, wirft die Frage auf, wie Sprach- und Kulturmittler*innen integriert werden können. Da es sich bei diesem Buch um eine Einführung handelt, wird dieses Thema hier nicht beleuchtet.

Aufklärung von musiktherapeutischen Angeboten

In Kapitel 7.3 wurden gesprächstherapiespezifische Aspekte zur Aufklärung psychotherapeutischer Verfahren beschrieben. Bei der Musiktherapie gibt es einige zusätzliche Punkte, die im Folgenden dargestellt werden.

Ein erster Schritt ist, die Klientel über die Rahmenbedingungen des musiktherapeutischen Settings aufzuklären, also zunächst eine Einführung in die Musiktherapie zu geben. Dafür gibt es verschiedene Formen und Wege. Vor- oder Erstgespräche im Einzel- oder Gruppensetting leisten einen Beitrag dazu, die Hemmschwelle zu verringern und Klient*innen einen sanften Einstieg zu ermöglichen. Bei solch einem Termin sollte das musiktherapeutische Vorgehen mit Fokus auf die verschiedenen methodischen Vorgehensweisen und ihre Wirkweisen erläutert werden. Neben der allgemeinen Einführung in die Musiktherapie als Therapieform sollten Musiktherapeut*innen auch ihre eigene Arbeitsweise erklären und je nach Störungsbild jeweilige Möglichkeiten aufzeigen. Für viele Klient*innen ist eine Abgrenzung zur Musikpädagogik wichtig, also dass es nicht um das Erlernen von Instrumenten geht. Ein weiterer oftmals wichtiger Punkt ist, dass keine bestimmte Musikalität vonnöten ist, um an Musiktherapie teilzunehmen.

Solche Einführungen in Form von Vor- und Erstgesprächen sind nicht in allen musiktherapeutischen Settings möglich. Gerade in Arbeitsbereichen ohne ein therapeutisches Team ist man als Musiktherapeut*in oft auf sich allein gestellt. Dann ist es empfehlenswert andere Berufsgruppen wie die Sozialarbeit zu integrieren.

Fallvignette 1: »Music?«

Eine Musiktherapeutin bietet in einem Ankunftszentrum für Geflüchtete ein offenes musiktherapeutisches Gruppenangebot für Frauen an. Viele der Bewohnerinnen sind aus arabischsprachigen Ländern wie Syrien geflohen. Im Ankunftszentrum wurden im Vorfeld Informationsblätter zum Musiktherapieangebot in deutscher, englischer und arabischer Sprache mit Angabe zu Raum und Startzeit ausgehangen. Vor dem ersten Termin geht die Musiktherapeutin mit der leitenden Sozialarbeiterin mit dem Informationsblatt durch Aufenthaltsraum und Gänge, um Bewohnerinnen nach einer Teilnahme zu fragen. Dies bleibt leider erfolglos, sodass die beiden sich entscheiden, ein paar Djemben in eine Ecke des Aufenthaltsraums zu tragen. Dort beginnt die Musiktherapeutin zu trommeln und nach wenigen Minuten gesellen sich zwei Bewohnerinnen zu ihr, später noch zwei weitere. Nach 15 Minuten kommt jemand von der Security und informiert die Musiktherapeutin darüber, dass es für andere Bewohner*innen zu laut sei. Damit endet die erste Sitzung. Bei den nächsten Malen geht die Musiktherapeutin mit der Sozialarbeiterin ebenfalls durch die Gänge und es finden sich stets Bewohnerinnen, die teilnehmen wollen und mit zum Raum kommen. Meistens hat die Musiktherapeutin eine Djembe um die Schulter gebunden und spricht die Bewohnerinnen initiativ an. Dabei macht sie »lufttrommelnde« Bewegungen und stellt meistens die Frage: »Music?«

Wie die Fallvignette zeigt, gehen manche musiktherapeutische Settings mit Herausforderungen einher, die von den jeweiligen Therapeut*innen Flexibilität sowie kreative Herangehensweisen erfordern. Das erste Trommeln im Aufenthaltsraum kann als eine Art nonverbales Gruppenvorgespräch verstanden werden. Gleichzeitig machte sich die Musiktherapeutin sicht- und hörbar und brachte den therapeutischen Raum in den Mittelpunkt der täglichen Geschäftigkeit der Bewohner*innen. Für potenzielle Teilnehmerinnen konnte so wahrscheinlich deutlich werden, was sie beim Angebot erwarten würde. Zusätzlich machte sich die Musiktherapeutin als Teil des Ankunftszentrum nah- und erlebbar. Dafür musste sie einen Schritt auf die Bewohnerinnen zumachen in Form eines Kompromisses. Sie verließ den eigentlichen, geschützten Therapieraum und trat in den Raum der Bewohnerinnen, der wiederum deren geschützten Raum darstellte. Es entwickelte sich eine Routine des Durch-die-Gänge-Gehens mit Begrüßungen und persönlicher Einladung. Scheinbar konnte dadurch zwischen der Musiktherapeutin und den Bewohnerinnen eine Nähe und ein Gemeinschaftsgefühl entstehen, was ausreichend Stabilität und Vertrauen mit sich brachte, sodass das Angebot Anklang fand.

Die dargestellten Überlegungen in Bezug auf die Aufklärung des musiktherapeutischen Settings vor dem Hintergrund transkultureller Aspekte führen zur Frage: Auf welche Art und Weise kann und in welchen Fällen sollte das »Musikverbot« im Erstgespräch thematisiert werden?

Umgang mit dem »Musikverbot«

Grundsätzlich ist es sinnvoll, in Einführungsgesprächen zu erwähnen, dass das Musizieren im klassischen Sinne in der Musiktherapie primär nicht im Vordergrund steht. Mit Blick auf das »Musikverbot« könnte so den Sorgen potenziell betroffener Klient*innen entgegengewirkt werden. Es sollte verdeutlicht werden, dass es um eine Annäherung ans musiktherapeutische Arbeiten geht, einen Versuch, und bei einem Unwohlsein die Therapie wieder abgewählt werden kann. Wichtig ist auch aufzuklären, dass es durchaus zu Sitzungen kommen kann, in denen keine Musik gemacht oder gehört wird. So beinhaltet das musiktherapeutische Arbeiten auch Entspannungs- und Achtsamkeitsverfahren, die zunächst nicht unbedingt von Musik begleitet werden müssen. Darüber hinaus kann Klient*innen die Option eröffnet werden, in die Entscheidung, welche Methoden angewendet werden, einbezogen zu werden. Eine Abmachung hinsichtlich der Art und Weise, in welcher Form Musik auftauchen darf, kann für sie Mitbestimmungsrecht und damit Sicherheit sowie Kontrolle ermöglichen.

Daran anknüpfend stellt sich die Frage, wie Musiktherapeut*innen vom »Musikverbot« als Grund für die Nichtteilnahme von Klient*innen erfahren und wie sie anschließend mit dieser Information umgehen können.

Fallvignette 2: Eine Momentaufnahme

Eine in einem arabischsprachigen Land lebende Klientin um die 30 ist aufgrund einer neurologischen Erkrankung in Kombination mit psychischer Belastung in Deutschland zur Behandlung. Sie hat körperliche Einschränkungen und kann lediglich eine Hand frei bewegen. In der Heimat leidet sie unter einem strengen familiären Umfeld und viel Leistungsdruck. In der Gruppenmusiktherapie zeigt sie Interesse an verschiedenen Instrumenten wie der Oud und dem Klavier. Als im Verlauf ihr Vertrauen zum Musiktherapeuten steigt, bekommt sie ebenfalls Einzelmusiktherapie. Dort entwickelt sie intuitiv schöne Melodien am Klavier, obwohl es ihr ein unbekanntes Instrument ist. Mit ihrem Handy macht sie Aufnahmen von der Musik. Sie nimmt wenig Blickkontakt zum Musiktherapeuten auf, wirkt schüchtern, aber auch sehr versunken in ihr eigenes Spiel. Der Musiktherapeut spielt manchmal etwas Gitarre dazu. Es ist spür- und sichtbar, dass die Klientin Freude hat, manchmal lächelt sie kurz. Der Musiktherapeut empfiehlt ihr zum Behandlungsende, das Klavierspiel in irgendeiner Weise zu Hause fortzuführen. Die Klientin antwortet, dass das toll wäre, aber unmöglich sei, da man das Musikmachen ihr Zuhause nicht erlauben würde.

Die Fallvignette zeigt, wie komplex und undurchsichtig die Gründe für ein Verbot von Musik sein können. Hier geht es um eine Klientin, die in einem arabischsprachigen Land lebt, aber eine ähnliche Situation ist auch mit Klient*innen mit arabischer Migrationsgeschichte denkbar. An dieser Stelle bleiben nur Spekulationen, um zu überlegen, warum der Klientin Musikmachen nicht erlaubt wird. Vorstellbar ist, dass es am »Musikverbot« liegt. Ein weiterer Grund könnte aber auch sein, dass Musizieren nicht dem zu Hause vorherrschenden Leistungsdenken entspricht. Gleichzeitig zeigt die Szene die Möglichkeit, dass Klient*innen trotz einer Form des Verbots von Musik an der Musiktherapie teilnehmen. In der Fallvignette lässt sich erkennen, dass die Klientin den Raum in Deutschland nutzt, um einer scheinbar neu entdeckten Leidenschaft nachzugehen. Vor dem Hintergrund ihres strengen und leistungsorientierten Familiensystems kann das Musizieren als Autonomiebestreben gedeutet werden. Auch wenn es zu Hause dann nicht mehr in dieser Form genutzt werden kann, so kann die Klientin möglicherweise in anderen Bereichen verstärkt ihre Bedürfnisse sowie Wünsche umsetzen und Abgrenzung erleben. So stellt sich die Frage, ob sie sich die Aufnahmen anhören und sich an ihre Gefühle beim Klavierspielen erinnern wird. Auf diese Art und Weise scheint die Klientin für sich einen privaten und damit geschützten Erinnerungsraum auf dem Handy erstellt zu haben, den sie sogar mitnehmen kann.

Eine andere Ausgangssituation liegt vor, wenn Klient*innen bereits im Vorfeld angeben, dass sie an Musiktherapie nicht teilnehmen möchten. Wenn sie von sich aus und direkt das »Musikverbot« als Grund dafür nennen, ist es erst einmal wichtig, dies zu akzeptieren. Wenn es die Möglichkeit gibt, sollte der Umgang mit dem »Musikverbot« grundsätzlich mit dem Team besprochen werden. So könnte es sein, dass eine Thematisierung mit Klient*innen zu Behandlungsbeginn nicht sinnvoll ist, aber im Verlauf durch ein allgemeines Vertrauensbündnis zur Option wird. Das Ziel sollte hierbei nicht sein, Klient*innen zur Musiktherapie bewegen zu wollen, sondern primär in einen Austausch zu kommen und zu begreifen, welche Gründe es für die Ablehnung gibt. Das Wissen um das »Musikverbot« soll hier dazu verhelfen, sich in das Gegenüber hineinversetzen zu können. Wenn sich im Gespräch ein Austausch darüber ergibt, gilt es sensibel und achtsam zu bleiben, da es weder um Belehrung noch Richtigstellung geht. Wichtig ist weiterhin, jeden Fall individuell zu betrachten. Schließlich entscheiden am Ende die Klient*innen, ob sie sich auf Musiktherapie einlassen möchten oder nicht. Das bedeutet nicht, dass es zu einem anderen Zeitpunkt im Leben der jeweiligen Person keine Annäherung geben wird. Glücklicherweise bieten viele Kliniken auch andere Therapieformen an, die mit einem kreativen Medium arbeiten, sodass die Teilnahme dort dann besonders wichtig werden kann. Letztendlich ist es für Klient*innen auch eine sehr wichtige Erfahrung, zu erleben, dass die eigenen Grenzen gewahrt werden.

Die Überlegungen zum Umgang mit dem »Musikverbot« zeigen, wie vielschichtig das Thema ist und welche Sensibilität vonnöten ist, um sich mit den Hörerfahrungen und -gewohnheiten des Gegenübers auseinanderzusetzen.

8.2 Kultursensibilität in der Musiktherapie

Musik ist als Kunst- und Ausdrucksform essenzieller Teil von transkulturellen Inhalten und schafft Zugänge zur Lebensweise und Gefühlswelt von Menschen. Die Auseinandersetzung mit den kulturellen Prägungen des Gegenübers und seinen Hörerfahrungen und -gewohnheiten kann zu einem tieferen Verständnis seiner Lebenswirklichkeit führen und damit transkulturelle Prozesse begreifbar machen. In der musiktherapeutischen Arbeit finden kulturelle Prägungen Ausdruck, Symbolisierung und Integration. Um diesen Prozessen kultursensibel zu begegnen, sollten Musiktherapeut*innen die Hörerfahrungen und -gewohnheiten sowie die kulturellen Prägungen ihrer Klient*innen in Anamnesegespräche integrieren. In einem nächsten Schritt wird die Reflexion der eigenen musikalischen Prägungen wichtig, um eine kultursensible therapeutische Haltung zu fördern.

Musiktherapeutische Anamnese

Anknüpfend an die zuvor beschriebenen Erstgespräche ist grundsätzlich eine musiktherapeutische Anamnese empfehlenswert. Darüber erhält der*die Musiktherapeut*in Einsicht in musikalische Vorlieben, Vorerfahrungen und Abneigungen der Klient*innen. Vor dem Hintergrund einer Behandlung von Menschen mit arabischer Migrationsgeschichte ist es hilfreich, nach Bezügen zur klassischen arabischen Musik zu fragen und dabei auf jeweilige Instrumente im Raum zu verweisen. Dabei eröffnet sich evtl. die Möglichkeit, die Klient*innen über die Option der Integration arabischer Musikelemente zu informieren. Wenn sich ebenfalls ein Gespräch über islamische Musikformen ergibt, kann der*die Therapeut*in von den Einsatzmöglichkeiten in der Musiktherapie erzählen. Unter Umständen entwickelt sich daraus ein Gespräch über die Religiosität der Klient*innen.

In Bezug auf das »Musikverbot« ist eine Integration von Fragen zur Rolle der Musik im Familien- und Gesellschaftssystem sowie zu möglichen damit zusammenhängenden Einschränkungen denkbar. Wenn an dieser Stelle der therapeutische Auftrag bereits deutlich wurde, ergeben sich möglicherweise Parallelen und Hinweise in Bezug auf den Umgang mit Musik. So könnten sich bspw. Autonomie- und Abgrenzungswünsche im temporären Auflösen des zu Hause herrschenden »Musikverbots« in der Musiktherapie widerspiegeln.

Bei der Erweiterung der musiktherapeutischen Anamnese um kulturbezogene Aspekte sollte eine Einbettung in die in Kapitel 7.2 dargestellten Rahmenbedingungen der Psychoedukation gewährleistet sein. Klient*innen sollten im Vorfeld über die Wechselwirkung von Migration und Psyche aufgeklärt werden sowie darüber, dass die in der Anamnese abgefragten Informationen einer möglichen späteren Integration der Migrationsgeschichte dienen.

Förderung einer kultursensiblen musiktherapeutischen Haltung

In der Musiktherapie liegt der Fokus auf einem zusätzlichen Medium, sodass die kultursensible therapeutische Haltung einer Erweiterung bedarf. Die Auseinandersetzung mit der musiktherapeutischen Anamnese verdeutlicht, wie wichtig es ist, die Hörerfahrungen und -gewohnheiten des Gegenübers zu beleuchten. Als Musiktherapeut*in hat man ebenfalls spezifische Hörerfahrungen und -gewohnheiten, die Ergebnis eigener kultureller Prägungen, aber auch des Musikgeschmacks und künstlerischer sowie musiktherapeutischer Ausbildung sind. Sie nehmen Einfluss auf die therapeutische Vorgehensweise und müssen daher reflektiert werden.

Menschen mit einer arabischen Migrationsgeschichte machen aufgrund verschiedener Faktoren andere Musikerfahrungen und entwickeln dadurch auch andere Hörgewohnheiten. Es kann im Sinne der Transkulturalität Überschneidungen geben, aber eben auch Unterschiede. Wichtig ist, den eigenen musikalischen Zugang nicht als universal und normativ zu verstehen und den Einbezug von Musik, die nicht zu den eigenen Hörerfahrungen und -gewohnheiten gehört, nicht als exotische Ergänzung oder Erweiterung anzusehen. Deswegen ist für Musiktherapeut*innen eine Auseinandersetzung mit den eigenen musikalischen, aber auch musiktherapeutischen Prägungen und damit zusammenhängenden Annahmen über Musik essenziell.

Neben der Selbstreflexion von Musiktherapeut*innen ist es wichtig, zu verinnerlichen, dass die gleiche Musik auf Menschen unterschiedlicher kultureller Prägungen auch unterschiedlich wirken kann (Nausner, 2023). Grundsätzlich erleben alle Menschen Musik individuell. Aber dass eine mit »westlicher« Klassik aufgewachsene Person Dur-Klänge tendenziell mit Freude und Moll-Klänge tendenziell mit Trauer verbindet, ist ein Ergebnis ihrer Hörerfahrungen und -gewohnheiten und damit ihrer kulturellen Prägungen. Eine kultursensible musiktherapeutische Haltung reflektiert diese Umstände und ermöglicht durch die Bewusstwerdung einen gleichberechtigten Zugang für Klient*innen mit unterschiedlichen Migrationserfahrungen. Dazu gehört auch, dass nicht alle Menschen mit arabischer Migrationsgeschichte arabische Musik machen oder hören möchten. Genauso wie auch nicht alle Menschen mit arabischer Migrationsgeschichte gern und technisch gut trommeln können. Der individuelle Blick auf Klient*innen muss immer aufrechterhalten werden.

An dieser Stelle ist der Hinweis wichtig, dass der Einsatz von arabischer Musik bei Klient*innen mit Gefühlen und Erinnerungen verbunden sein kann, die destabilisieren und im schlimmsten Fall traumatische Erfahrungen reaktivieren können. Daher sollten Musiktherapeut*innen stets über den Inhalt von Liedern, die sie einsetzen, informiert sein und Möglichkeiten haben, das Gegenüber aufzufangen. Entscheidend ist hier auch, dass solche Verwendungen mit den Klient*innen abgesprochen und sie in die Auswahl einbezogen werden. Dabei kann der Rückbezug auf die in der musiktherapeutischen Anamnese gewonnenen Informationen hilfreich sein.

Unter einer kultursensiblen Musiktherapie für Klient*innen mit arabischer Migrationsgeschichte verstehen wir die Kombination aus einer entsprechenden therapeutischen Haltung, dem Wissen um die theoretischen Grundlagen rund ums Thema Migration und dem Einsatz arabischer Musikelemente. Das bedeutet aber nicht, dass die Therapie lediglich mit der Integration dieser Musikelemente gelingt. Ein Bewusstsein dafür und Kenntnisse darüber können jedoch Musiktherapeut*innen ermöglichen, wachsam für die Momente zu sein, in denen sich eine Anknüpfung anbietet. Gleichzeitig sind therapeutische Begegnungen als Prozesse der gegenseitigen Annäherung zu verstehen. Sie basieren auf dem Versuch, das Gegenüber und auch sich selbst zu verstehen – mit all den Fehlern und Unsicherheiten, die damit einhergehen. Die hier dargestellten Impulse sollen als Anregung und zur Weiterentwicklung dienen. Auch sie sind letztlich ein Versuch, sich einem komplexen und vielschichtigen Themenfeld anzunähern.

8.3 Einsatz arabischer Musikelemente

In Kapitel 4 stand die Einführung in klassische arabische Musik mit Fokus auf Maqamat, Rhythmus, Improvisationsformen, Instrumentarium und Lieder aus dem 20. Jahrhundert im Vordergrund. Die Einbindung dieser musikalischen Elemente in die musiktherapeutische Praxis kann bei der Behandlung von Klient*innen mit arabischer Migrationsgeschichte eine wichtige Rolle spielen. Darüber lassen sich Zugänge zu kulturellen Prägungen, der Identität und Migrationsgeschichte des Gegenübers herstellen. Für Klient*innen stellt es eine Möglichkeit dar, Verbindungen zu ihren »inneren« Kulturen und ihrer Geschichte aufzubauen. Zusätzlich können allgemeine Wirkweisen der Musiktherapie durch den Einsatz klassischer arabischer Musikelemente verstärkt werden. Sie ermöglichen Unterstützung bei Beziehungsaufbau und Entwicklung eines Vertrauensbündnis. Allgemein bereichern klassische arabische Musikelemente durch ihre Vielseitigkeit die Spiel- und Ausdrucksmöglichkeiten in der Therapie und erweitern so den Raum zur kreativen Selbstentfaltung. Damit sind sie auch für die musiktherapeutische Arbeitsweise unabhängig von der Migrationsgeschichte des Gegenübers empfehlenswert.

Als Voraussetzung für den Einsatz arabischer Musikelemente braucht es entsprechende Instrumente wie Oud, Kanun oder Darabukka (Kap. 4.2). Es ist empfehlenswert, sich grundlegende Informationen zum jeweiligen Instrument sowie gängige Spieltechniken anzueignen. Insofern können Musiktherapeut*innen die im weiteren Verlauf dargestellten Umsetzungsmöglichkeiten auch zur Selbsterfahrung, zum Selbststudium und als Anregung nutzen. Die regelmäßige Verlinkung der Repertoiresammlung lädt zum Anhören der Beispiele an und hilft dabei, sich ein lebhafteres Bild zu machen. Wie die Umsetzungsmöglichkeiten in der musiktherapeutischen Praxis aussehen können, wird im Folgenden mit Fokus auf die zuvor genannten arabischen und islamischen Musikformen dargestellt. Als Ergänzung gibt es neben den Fallvignetten auch allgemeine Praxisbeispiele, die der Veranschaulichung dienen und separat nummeriert sind.

Arabische Tonskalen: Maqamat

In der klassischen arabischen Musik werden den spezifischen Charakteristika der einzelnen Maqamat bestimmte emotionale Qualitäten zugeordnet, bspw. das Auslösen von Sehnsucht, Trauer und Glück (Touma, 1998), vergleichbar mit der Wirkung von Moll- und Dur-Tonleitern in der klassischen »westlichen« Musik. In der Musiktherapie kann der Einsatz der Maqamat dazu dienen, zu bestimmten Gefühlen einen Zugang zu schaffen, ihnen Raum zu geben oder sie gemeinsam im Kontakt zu gestalten. So wird dem Maqam *Rast* die Assoziationen Stolz, Macht, Männlichkeit nachgesagt, dem Maqam *Bayati* Vitalität, Freude, Weiblichkeit. Dem Maqam *Saba* werden Traurigkeit und Schmerz zugeordnet, dem Maqam *Higaz* das Bild der fernen Wüste (ebd.; für Hörbeispiele s. RS 2).

Fallvignette 3: »Das klingt nach … Aladdin!«

Ein 13-jähriger Klient, der mit seiner Familie aus Syrien nach Deutschland geflohen ist, äußert in einer musiktherapeutischen Sitzung den Wunsch, mit dem Therapeuten gemeinsam zu singen – »Musik wie daheim«, sagt er. Obwohl die Skalen der klassischen arabischen Musik dem Therapeuten fremd sind, bemüht er sich, eine Skala nach Gehör zusammenzustellen, die sich für seine Ohren »einigermaßen arabisch« anhört. Das Ergebnis ist die Tonreihe C – DES – E – F – G – AS – H – C. Als er sie spielt, kommentiert der Klient: »Das klingt nach Ägypten. Oder nach Aladdin!« Die Tonreihe entpuppt sich als funktionale Basis für gemeinsam gesungene Improvisationen. Der Klient integriert auch einige arabische Worte in seinen Gesang und bringt sie dem Therapeuten bei, darunter bspw. *Qamar* – der Mond.

Durch die gemeinsame musikalische Erfahrung haben Klient und Therapeut ihre Verbindung sowie ihr Vertrauen zueinander gestärkt, was sich in ihrer gemeinsamen Gesangsimprovisation zeigt. Der Klient fühlte sich durch die Musik an seine Heimat erinnert und hatte die Möglichkeit, seine Erstsprache mit dem Therapeuten zu teilen. So lernte der Therapeut etwas über die kulturellen Prägungen das Gegenübers und verortete sie im Hier und Jetzt. Seine intuitiv gespielte Tonfolge entspricht dem Maqam *Higaz* (RS 2.2). Interessanterweise ist es ausgerechnet der Maqam, der die Wüstenferne ausdrücken soll. Vor dem Hintergrund der Fluchtgeschichte des jungen Klienten und seiner Familie lässt sich die Szene auch wie folgt deuten. Dem in der Ferne liegenden Heimatlichen wurde über das gemeinsame Musikmachen Ausdruck und Raum verliehen, wobei es gleichzeitig zu einer Transformation kam und eine Anpassung an die Umstände der aktuellen Situation stattfand. Sehnsucht, Vermissen und vielleicht auch Trauer hatten in diesem Moment Platz, waren zugleich in die therapeutische Beziehungsdynamik eingebettet und erfuhren dadurch womöglich Halt.

Die Fallvignette zeigt eine der vielen Möglichkeiten, wie Maqamat in die musiktherapeutischen Vorgehensweisen integriert werden können. Sie können in Form von freier, halbstrukturierter oder strukturierter Improvisation eingesetzt werden. Ein Beispiel für die freie Improvisation ist, wenn Therapeut*innen ein Maqam spielen und Klient*innen dazu einladen mitzumachen. Deren Töne müssen dabei dem Maqam nicht entsprechen. Vor dem Hintergrund des transkulturellen Raums in der Musiktherapie wird hier interessant, wie Klient*innen eigene Töne im Verhältnis zum Maqam erleben. Wird das gemeinsame Spiel als harmonisch wahrgenommen oder findet sich kein einziger passender Ton – all das können Anknüpfungspunkte für eine anschließende Reflexion des Erlebens des Gegenübers im Kontext von Migration sein. Eine weitere Option für eine freie Improvisation ist, dass sich beide Interaktionspartner*innen gemeinsam eine Aufnahme von einem Stück auf Basis eines bestimmten Maqams anhören, auf sich wirken lassen und dann in einem nächsten Schritt zur wahrgenommenen Stimmung frei improvisieren (für einige Stücke sowie *Taqasim* auf Basis bestimmter Maqamat s. RS 2 & 4).

Ein Beispiel für eine halbstrukturierte Improvisation ist, dass zunächst ein konkreter Maqam ausgesucht wird. Dazu hat entweder der*die Klient*in eine Idee oder der*die Therapeut*in schlägt einen vor. Nach der Auswahl werden dazu passende Instrumente ausgesucht und die gemeinsame Improvisation anhand des zur Verfügung stehenden Tonraums kann beginnen. Strukturierte Improvisation wiederum gibt einen konkreten Rahmen vor, an dem sich Klient*innen orientieren können. Wenn der*die Klient*in einen bestimmten Maqam erlernt bzw. gezeigt bekommt, dann kann gemeinsam eine Reihenfolge besprochen werden, in der die Töne gespielt werden. Eine weitere Option ist, dass der Maqam unter Klient*in und Therapeut*in aufgeteilt wird. Für eine rezeptive Arbeit mit den Maqamat ist ein gemeinsames Hören von Aufnahmen auf Basis bestimmter Maqamat möglich (RS 2 & 4). In Form eines *Fürspiels*, also der*die Therapeut*in spielt für eine*n Einzelne*n oder für mehrere Klient*innen, könnte er*sie auf Grundlage eines selbst oder gemeinsam gewählten Maqams eine Improvisation spielen.

Eine weitere Möglichkeit ist die Integration eines *Taqsim*, der Improvisationsform aus der klassischen arabischen Musik (Kap. 4.2). Da das Spielen von *Taqasim* eine hohe musikalische Fertigkeit erfordert, kann es in den Musiktherapiesitzungen rezeptiv eingesetzt werden (Hörbeispiele s. RS 4).

Arabische Rhythmen: *Iqa'at*

Rhythmus und Schlaginstrumente sind in der Regel ein wesentlicher und wichtiger Bestandteil der musiktherapeutischen Behandlung. Mit ihnen gehen verschiedene Wirkweisen einher, bspw. in Form von Ressourcenaktivierung, Selbstwirksamkeitserleben und Ich-Stärke. Auf gruppentherapeutischer Ebene kann gemeinsames Trommeln die Gruppenkohäsion und den spielerischen Kontakt fördern sowie das Entdecken von Kommunikationsmustern ermöglichen. Des Weiteren eröffnet die Integration von Rhythmik und Trommeln Affektexploration und -regulation. So bekommen bspw. Wut und Ärger durch die Gestaltung einen Raum. In der klassischen arabischen Musik werden komplexe Rhythmen verwendet, die oft auf traditionellen Perkussionsinstrumenten wie der Darabukka oder dem *Riqq* gespielt werden. Die Integration arabischer Schlaginstrumente in die Musiktherapie kann sowohl für Klient*innen aus dem arabischen Sprachraum als auch für Klient*innen aus benachbarten Ländern und Regionen von Bedeutung sein. Bspw. wird in Afghanistan die *Tumbak* gespielt, die in Bezug auf Bau und Spielart Parallelen zur Darabukka aufweist.

Fallvignette 4: Eine *Tumbak* zum Verlieben

Eine Klientin, die vor mehreren Jahren von Afghanistan nach Deutschland geflüchtet ist, stellt sich im tagesklinischen Gruppensetting in der Musiktherapie aufgrund schwerwiegender psychischer Traumata vor. Musik zu machen war ihr lediglich in der Kindheit erlaubt und wurde ihr fortlaufend mit der Begründung, Musizieren sei für Frauen nicht angemessen, durch die Familie untersagt. Auch ihre Kinder sagen: »Mama, hör auf. Das ist peinlich.« Bereits beim ersten Aufenthalt stellt sich für die Klientin Musik als essenzielle Ressource heraus. Auch wenn zu diesem Zeitpunkt noch keine Instrumente aus Afghanistan oder Nachbarregionen Teil der Ausstattung sind, liebt sie es zu trommeln. Vor ihrem zweiten Aufenthalt wird eine *Tumbak* angeschafft und sie verliebt sich sofort in sie. Die Klientin spielt darauf komplexe Rhythmen und führt die Gruppe mit für den Therapeuten kaum spielbaren Rhythmen. Als die Bewegungstherapiekollegin diesen Impuls aufgreift, entsteht eine Gruppensituation, in der die Klientin trommelt und die anderen Teilnehmenden zu ihren Rhythmen tanzen – ein für alle Beteiligten unvergessliches Highlight.

Die Fallvignette zeigt, wie wichtig die Integration von Instrumenten aus verschiedenen kulturellen Regionen ist. In diesem Fall hatte das Spiel der Rhythmen eine positive Wirkung auf die Klientin und trotz der Einschränkungen in ihrer Familie in Bezug auf Musik überwand sie sich und erfuhr Selbstwirksamkeit. In der Gruppensituation trug sie durch ihren persönlichen Rhythmus dazu bei, dass gemeinsam mit den anderen Teilnehmenden eine wirkungsvolle Erfahrung gemacht wurde.

Vor dem Hintergrund des transkulturellen Raums könnte die Szene sich auch wie folgt deuten lassen: Die Darabukka/*Tumbak* ermöglicht als heimatliches Symbol ein Wiedererleben früher Gefühle, wodurch eine Brücke zur kindlichen Identität geschafft wird. Gleichzeitig finden Synergieeffekte statt, die sich im Ineinandergreifen der Musik- und Bewegungstherapie widerspiegeln. Letztlich findet eine Art Transformationsprozess statt, in dem das Heimatliche Initiator und Gestalter einer neuen Erfahrung ist, die wiederum als »unvergessliches« Element Teil der Identität und Lebensgeschichte aller Teilnehmenden werden kann.

In Bezug auf das »Musikverbot« zeigt die Fallvignette, wie vielfältig und komplex die Gründe für eine Ablehnung von Musik sein können und wie schwer es ist, sie herauszufinden. Hier scheint es neben der Kinder, die ihre Mutter peinlich finden, auch den Grund zu geben, dass Musizieren für Frauen nicht angemessen sei. Inwiefern das »Musikverbot« dabei eine Rolle spielt, lässt sich nicht feststellen. Aber auch hier haben wir einen Fall, in dem etwas, was zu Hause nicht möglich ist, in der Musiktherapie Raum finden kann.

Fallvignette 5: Anderen etwas beibringen

Am musiktherapeutischen Gruppenangebot einer Psychiatrie nehmen regelmäßig Klient*innen teil, die aus dem Irak, Syrien und Libyen nach Deutschland immigriert sind. Die Musiktherapeutin macht die Erfahrung, dass dabei arabische Musikelemente in der Regel von den Klient*innen selbst eingeführt werden. Es werden bspw. Saiteninstrumente mit denen aus der Heimat verglichen oder man freut sich über Ähnlichkeiten bei den Trommeln. In ihrer Arbeit macht die Musiktherapeutin die Erfahrung, dass das gemeinsame rhythmische Spiel oftmals eine Brücke zwischen den Klient*innen schafft und dass auch bei Sprachbarrieren ein Zusammengehörigkeits- und Sicherheitsgefühl entstehen kann. V. a. ein Student aus Libyen bleibt ihr in Erinnerung: Er nimmt an der Gruppenmusiktherapie teil und bringt im Laufe der Therapie den anderen Gruppenmitgliedern Rhythmen bei, die er aus seiner Heimat kennt. Diese Rhythmen werden zur Basis für weitere gemeinsame Improvisationen.

In dieser Szene erfuhr der Klient durch das gemeinsame Spiel in der Gruppe Selbstwirksamkeit und durch seine rhythmisch-leitende Funktion Anerkennung. Für ihn eröffnete sich die Möglichkeit, seine Fähigkeiten und Stärken einzubringen, und er bekam dabei gleichzeitig Unterstützung von der Gruppe. Die Fallvignette zeigt, wie in der Gruppentherapie verschiedene Verbindungen zu einzelnen kulturellen Prägungen hergestellt und wie sie Teil einer gemeinsamen Erfahrung werden. So wird durch die Gleichzeitigkeit der transkulturelle Raum hör- und spürbar. Die Szene zeigt, wie trotz Sprachbarrieren in der Musiktherapie durch das gemeinsame Musizieren Zusammengehörigkeit und Sicherheit entstehen können.

Eine weitere Einsatzmöglichkeit für arabische Rhythmen bilden Entspannungsverfahren. Durch das repetitive und langsame Spiel bestimmter Rhythmen kann eine beruhigende und meditative Atmosphäre hergestellt werden, die Klient*innen bei der Entspannung und Stressbewältigung unterstützt.

Beispiel 1: Einsatz von *Samai Thaqil*

Ein Musiktherapeut arbeitet mit einem arabischen Klienten, der unter starkem Stress und Angstzuständen leidet. Der Klient hat Schwierigkeiten, sich zu entspannen und auf den Moment zu konzentrieren. Der Therapeut entscheidet sich, arabische Rhythmen in die Therapie zu integrieren, um eine entspannte und meditative Atmosphäre zu schaffen. Während der Therapiestunde spielt er auf einer Darabukka den repetitiven arabischen Rhythmus *Samai Thaqil* im langsamen Tempo, um eine beruhigende Wirkung zu erzielen (RS 3.1). Der Klient beginnt langsam, sich auf den Rhythmus zu konzentrieren, was dazu beiträgt, dass sich seine Gedanken beruhigen.

Solche Entspannungsverfahren können auch als Überleitung für ein Gespräch über Stressoren und Ängste der Klient*innen und über mögliche Umgangsformen dienen. Ein nächster Schritt wäre, dass der*die Klient*in mit therapeutischer Unterstützung lernt, solche Rhythmen zur Selbstregulation und -beruhigung zu spielen.

Fallvignette 6: Rhythmus »im Blut« haben

Bei ihrer Ersteilnahme an der Gruppenmusiktherapie verneint eine Klientin jeglichen vorherigen Umgang mit Instrumenten. Der Therapeut verteilt innerhalb der Gruppe Trommeln und die Klientin zeigt ein erstaunliches Rhythmusgefühl sowie eine gewisse Vertrautheit mit den Instrumenten. Auf Nachfrage erzählt sie, dass in ihrer

Heimat oft bei zeremoniellen Ereignissen Trommeln zum Einsatz kämen und alle Anwesenden dann mitspielten. Den Kommentar des Therapeuten, dass die Klientin dann ja bereits trommeln könne, winkt sie ab.

Die Fallvignette zeigt, wie verwoben Rituale, familiäre und gesellschaftliche Ereignisse mit Musik sind und welches implizite Wissen damit einhergeht. Gleichzeitig wird deutlich, dass es einen Unterschied zwischen gemeinschaftlichem, anlassbezogenem Trommelspiel und dem »Können« eines Instrumentes gibt. Nur weil man als Therapeut*in das Spiel als beeindruckend und professionell erlebt, bedeutet es nicht, dass es sich für das Gegenüber so anfühlt. An dieser Stelle ist erneut der Hinweis wichtig, dass nicht alle Menschen mit arabischer Migrationsgeschichte Rhythmus »im Blut« haben.

Wenn es darum geht, arabische rhythmische Figuren in die Musiktherapie zu integrieren, bietet sich die Verwendung von *Dum-* und *Tak-*Schlägen an. Die Annäherung an diese Spielweise ist sehr zugänglich und damit auch gut für Gruppenarbeit geeignet.

Beispiel 2: Einsatz von *Dum-* und *Tak-*Schlägen

Eine Musiktherapeutin leitet eine Gruppensitzung in einer Psychiatrie, in der einige Teilnehmende aufgrund ihrer Migrationsgeschichte eine Verbindung zur arabischen Musik haben. Um ein gemeinsames Spiel zu ermöglichen und die anderen Gruppenteilnehmenden einzubeziehen, schlägt sie vor, mithilfe der *Dum-* und *Tak-*Schläge einen Rhythmus auf den einzelnen Darabukken zu entwickeln. Sie erklärt, wie man *Dum-* und *Tak-*Schläge spielt, und schlagt zunächst eine gemeinsame Rhythmusabfolge des *Iqa Ayoub* vor (RS 3.1). Die Teilnehmenden beginnen, gemeinsam auf den Darabukken zu spielen und zwischen den *Dum-* und *Tak-*Schlägen zu variieren.

Die vielfältigen arabischen Rhythmen sind auch gut für Kombinationen mit Bewegung und Tanz geeignet. Wie in Fallvignette 4 die Bewegungstherapiekollegin den Impuls aus der Musiktherapie aufgriff, ist auch innerhalb der musiktherapeutischen Sitzungen der Einbau von bestimmten Bewegungen vorstellbar (für Anregungen und als Grundlage s. RS 3.3).

Arabische Lieder und traditionelle Volkslieder

Neben Maqamat und *Iqa'at* ist der Einsatz von arabischen Liedern und traditionellen Volksliedern möglich. Jedes arabischsprachige Land hat seine eigenen »Klassiker«, sodass es immer eine Option ist, Klient*innen nach ihren Lieblings- oder Kinderliedern zu fragen (für Beispiele s. RS 6).

Lieder in all ihren Formen sind auf vielfältige Art und Weise im Musiktherapiesetting einsetzbar. So ist darüber Biografiearbeit möglich, indem explizit für die Klient*innen bedeutsame Lieder angehört werden. Das ist ein Weg, der ebenfalls die Bearbeitung von Migrationsgeschichte ermöglicht. So könnten sich verschiedene kulturelle Prägungen des Gegenübers in unterschiedlichen Liedern widerspiegeln. Das gemeinsame Hören eines Lieds bietet die Möglichkeit, dazu gemeinsam zu singen oder parallel auf einem Instrument dazu zu spielen.

Beispiel 3: Umm Kulthum und Fairuz

Im Rahmen von Einzel- und Gruppentherapien mit Klient*innen mit arabischer Migrationsgeschichte nutzt der Therapeut klassische arabische Lieder. Er spielt regelmäßig die Klassiker von Umm Kulthum oder Fairuz über eine Anlage ab und bemerkt, dass einige Klient*innen die Lieder auswendig mitsingen können (RS 7). Manchmal begleitet er den gemeinsamen Gesang mit der *Daf* – einer arabischen Rahmentrommel.

Beispiele für traditionelle arabische Volkslieder sind: *Lamma bada yatathanna* (»Als sie sich wiegte) und *Elhelwa di* (»Diese Schöne«) (RS 6). Erstgenanntes handelt allgemein von Liebe und ist im andalusischen Stil komponiert. Letztgenanntes stammt aus Ägypten und thematisiert romantische Liebe. Für einen Einsatz ist es wichtig, Text und Stimmung der Lieder zu kennen, um die Wirkung auf Klient*innen besser einschätzen zu können. Bringen Klient*innen Lieder mit ein, ist es eine Möglichkeit, nach der Bedeutung zu fragen und so in einen Austausch zu kommen. Insgesamt bietet die Integration arabischer Lieder eine Vielzahl von Möglichkeiten, die auch zur Exploration oder Vertiefung von therapeutisch wichtigen Themen führen können. Gleichzeitig ist hier, wie zuvor bereits eingeleitet, der Hinweis wichtig, dass ein bestimmtes Vertrauensverhältnis vorhanden sein muss, damit Belastendes von den jeweiligen Therapeut*innen gehalten werden kann.

8.4 Verwendung religiöser Inhalte

Die Verwendung islamischer Inhalte in der Musiktherapie stellt eine Möglichkeit dar, um Klient*innen bei der Bewältigung psychischer Schwierigkeiten zu unterstützen. Wenn die Klient*innen gläubig sind, kann das Einbeziehen religiöser Musik sowie Texte ihnen helfen, eine tiefere Verbindung zu ihrer Spiritualität zu erfahren und Ressourcen zu aktivieren, Resilienz sowie Hoffnung und Zuversicht zu stärken. Bei den folgenden Einsatzmöglichkeiten sollte stets beachtet werden, dass der Islam mit seinen verschiedenen Strömungen ebenso viele musikalische Ausprägungen hat. Daher ist es immer ratsam, mit den Klient*innen gemeinsam über die Verwendung nachzudenken. Erste Anknüpfungspunkte bietet die musiktherapeutische Anamnese und auf dieser Grundlage sind Annäherungen hinsichtlich der Integration islamischer Musikformen in die musiktherapeutische Behandlung denkbar. Wie zuvor bereits erwähnt, kann auch die Auseinandersetzung mit Religiosität in Form von Musik Belastendes zum Vorschein bringen. Daher sollte neben der Abstimmung mit den Klient*innen auch ihre Biografie und Stabilität beachtet werden.

Umgang mit Religiosität

Der Einbezug islamischer Elemente in die musiktherapeutische Arbeit wirft die Frage auf, inwieweit religiöse Inhalte vom therapeutischen Prozess ausgeschlossen werden sollten. Es gibt einige Studien, die sich mit der Wirksamkeit des Einsatzes religiöser Aspekte als ergänzende Behandlung für muslimische Klient*innen auseinandersetzen. Stellvertretend sei hier die systematische Übersicht »The Effect of Listening to Holy Quran Recitation on Anxiety« von Ghiasi und Keramat (2018) genannt, die bisherige Studien überprüften, in denen Auswirkungen von Koranrezitationen auf die psychische Gesundheit von muslimischen Klient*innen mit der Diagnose generalisierte Angststörung untersucht wurden. Sie stellen fest, dass die Rezitation des Korans mit schöner Stimme *Tilawa* bei den Teilnehmenden als heilsam und beruhigend für Körper und Seele angesehen wurde. Es gibt auch Behandlungskonzepte, die die Religiosität des Gegenübers miteinbeziehen und auf ihr aufbauen (Baasher, 2001).

Im Kontext von Religion bleibt die Grundhaltung, als Therapeut*in bei der Frage nach dem Glauben abstinent zu bleiben. Das muss jedoch ein Interesse an der Religion oder Spiritualität des Gegenübers nicht ausschließen. Herausfordernd kann sein, die Grenze zwischen einer therapeutisch sinnvollen Intervention und einem womöglich bekehrenden Gespräch über Religion zu wahren, sei es von Klient*in zu Therapeut*in oder andersherum. Daher ist es zunächst wichtig sicherzustellen, dass die Verwendung solcher Inhalte auf respektvolle und angemessene Weise erfolgt und nicht als Zwang oder Bekehrungsversuch empfunden wird. Die Verwendung von religiösen Inhalten sollte auch mit der Zustimmung der Klient*innen und unter Berücksichtigung ihrer individuellen Bedürfnisse und Überzeugungen erfolgen.

Fallvignette 7: »Dann fragt er nach dem Glauben …«

Ein Klient, der in einem arabischsprachigen Land lebt, ist für einen Klinikaufenthalt in Deutschland. In seiner ersten Musiktherapieteilnahme versucht ihn der Therapeut für Musikinstrumente neugierig zu machen. Sie trommeln ein bisschen zusammen, aber der Therapeut merkt, dass der Klient nicht ganz bei der Sache ist, der ihm schließlich unbedingt etwas auf YouTube zeigen will und Videos zu Mekka aufruft. Anschließend fragt er nach dem Glauben des Therapeuten, zeigt sich engagiert und erzählt von Gott und dem Koran. Der Therapeut bekommt das Gefühl, dass der Klient keine Musik machen, sondern ihn bekehren möchte. Als dieser bemerkt, dass der Therapeut nicht näher darauf eingeht, beendet er die Einheit. Nachdem die nächste Stunde ähnlich abläuft, kommt er nicht mehr zur Musiktherapie.

Diese Fallvignette zeigt, wie herausfordernd der Umgang mit Religiosität sein kann. Gleichzeitig eröffnet sie einen Reflexionsraum zum Thema. Hier wird das Konzept der *Da'wa* interessant, was Einladung oder Aufruf, in etwa »Ruf zu Gott« bedeutet. Zunächst einmal ist damit gemeint, sich um die eigene Frömmigkeit zu kümmern und sie v. a. zu verbessern. Mit *Da'wa* ist aber auch eine Art missionarische Aktivität gemeint. Das kann sich in verschiedenen Formen zeigen. Meist bedeutet es, interessierte Menschen oder Menschen in seinem Umfeld über Gott zu informieren und zum Islam einzuladen. Die *Da'wa* des Klienten in der Fallvignette könnte auch als Versuch der Kontaktaufnahme und des Beziehungsaufbaus verstanden werden. Um diesen Impuls aufzugreifen, wäre eine Option, den Klienten nach für ihn bedeutsamen religiösen Texten und Liedern zu fragen. Evtl.

hätte das die Möglichkeit eröffnet, den Glauben in die Sitzung miteinfließen und gleichzeitig eine Brücke zur Musiktherapie entstehen zu lassen. Ein nächster Schritt wäre dann möglicherweise gewesen, sich gemeinsam die *Tilawa* – Koranrezitation – oder den Adhan anzuhören.

Koranrezitation und Adhan

Im Islam dient das Hören und Lesen des Korans neben der Andacht auch zur inneren Beruhigung und Stärkung. Vor dem Hintergrund der zuvor thematisierten Studie ist der Einsatz von Koranrezitation in der Musiktherapie als rezeptives Element denkbar.

Fallvignette 8: »Sie schloss die Augen und hörte andächtig zu«

Eine muslimische Klientin mit afghanischer Migrationsgeschichte leidet an einer halbseitigen Querschnittslähmung und einer damit einhergehenden Aphasie. Ihr Zustand ist oftmals von innerer Unruhe und Rastlosigkeit geprägt. Als die Musiktherapeutin mit der Tochter der Klientin telefoniert, erfährt sie, dass diese Muslimin ist und die Religionsausübung in ihrem Alltag eine bedeutsame Rolle spielt. Die Tochter nennt der Musiktherapeutin die Lieblingssuren der Mutter. Mittels eines USB-Sticks spielt die Musiktherapeutin die Suren ab und legt die gelähmte Hand der Klientin auf den USB-Player. In diesem Moment beginnt die Klientin zu lächeln und entspannt sich sichtlich. Sie schließt die Augen und hört andächtig der Rezitation zu.

Die Fallvignette macht deutlich, wie wichtig eine musiktherapeutische Anamnese ist. In diesem Fall war es über ein Familienmitglied möglich, Informationen über musikalische bzw. musikähnliche Praktiken der Klientin zu sammeln. Gleichzeitig konnte darüber versichert werden, dass es sich um die »Lieblingssuren« handelt und die Therapeutin nicht etwas abspielt, was nicht im Sinne der Klientin ist. Durch den Klinikaufenthalt war ein Nachgehen ihrer sonstigen Religionsausübung wahrscheinlich nicht möglich, sodass das Hören der Suren ihr die Möglichkeit gab, ihren religiösen Bedürfnissen Raum zu geben. Ihre unmittelbar eintretende Entspannung scheint die Erleichterung und Freude darüber zu zeigen, das Bekannte und Bedeutsame in den Klinikalltag integrieren zu können.

Eine weitere Einsatzmöglichkeit religiöser Texte ist die Verwendung von *Ayat al-Shifa* – den »Heilenden Versen« des Korans (RS 1.3). Sie sind eine Sammlung gesprochener Koranverse, die von Muslim*innen zur Heilung von oder zum Schutz vor Krankheiten rezitiert werden. Diese Verse können in der Musiktherapie bspw. rezeptiv integriert werden.

Beispiel 4: Einsatz von *Ayat Al-Shifa*

Ein suchterkrankter Klient arbeitet im Rahmen der Musiktherapie mit der Therapeutin daran, seine emotionale Regulation zu verbessern. Während der Sitzungen wählen sie die sechs Verse der *Ayat Al-Shifa* (RS 1.3), hören sie gemeinsam und der Klient findet in ihnen Trost und Ermutigung.

Eine weitere Möglichkeit, religiöse Inhalte in die Therapie zu integrieren, ist das Anhören des Adhans – des Gebetsrufs des Muezzins (RS 1.2). Das kann sich auch unabhängig von der Religiosität der Klient*innen anbieten, denn da der Adhan in arabischsprachigen Ländern fünfmal am Tag erklingt, ist er stark mit Heimatgefühlen verknüpft. So kann sein Anhören damit verbundene Erinnerungen und Gefühle hervorrufen.

Beispiel 5: Einsatz des Adhans

Ein muslimischer Klient wird aufgrund einer Angststörung zur Musiktherapie überwiesen. Er hat Schwierigkeiten sich zu entspannen und leidet unter Angstzuständen. Während einer Therapiesitzung fragt die Musiktherapeutin nach seinen kulturellen und religiösen Prägungen. Er berichtet, er vermisse den Gebetsruf seit seiner Ankunft in Deutschland, da dieser in seiner Heimat fünfmal am Tag öffentlich übertragen werde. Der Adhan habe für ihn eine besondere Bedeutung und ihn oft beruhigt. Die Musiktherapeutin bietet daraufhin an, einen Adhan gemeinsam anzuhören. Sie wählt einen Adhan im Maqam *Kurd* aus und macht mit dem Klienten dazu Atem- und Achtsamkeitsübungen (RS 1.2).

Das Beispiel verdeutlicht, wie über den Einsatz des Adhans etwas Heimatliches in der Musiktherapie Raum bekommen kann. In einem nächsten Schritt sind dann eine Reflexion und Versprachlichung der damit verbundenen Gefühle möglich. Dies eröffnet eine Brücke, um über die Migrationserfahrung und die Situation in der »neuen« Heimat zu sprechen.

Talaa Albadru Alaina, Inshad dini und Sufi-Musik

In Kapitel 3.1 wurden bereits musikalische und musikähnliche Elemente im Islam dargestellt. Hier werden am Beispiel des islamischen Lieds *Talaa Al badru Alaina* (»Seht, wie der Vollmond auf uns scheint«) und der religiös-gesungenen Poesie Umsetzungsmöglichkeiten für die Musiktherapie dargestellt. *Talaa Al badru Alaina* wird zum Geburtstag des Propheten Mohammeds gesungen und ist in arabischsprachigen Ländern sehr bekannt (RS 1.1). Es wird regelmäßig in muslimischen Gemeinden gesungen und hat für viele Muslim*innen eine besondere Bedeutung.

> **Fallvignette 9: *Talaa Al badru Alaina***
>
> Ein Klient mit arabischer Migrationsgeschichte hat während seines Klinikaufenthalts regelmäßig Musiktherapiesitzungen auf seinem Zimmer. Der Musiktherapeut spielt währenddessen oftmals Gitarre und singt dazu das Lied *Talaa Al badru Alaina*. Der Klient reagiert jedes Mal freudig, strahlt und singt sofort mit. Das Lied gehört zum Standardrepertoire des Musiktherapeuten, weil er fortlaufend die Erfahrung macht, dass muslimische Klient*innen eine positive Verbindung dazu haben.

Die Fallvignette verdeutlicht, wie der Einsatz des Lieds *Talaa Al badru Alaina* Zugänge zum Gegenüber eröffnen kann. Es ist eine Möglichkeit, in ein gemeinsames Singen und Spielen überzuleiten. In einem anschließenden Gespräch können die Bedeutung und Verbindungen, die ein*e Klient*in mit dem Lied hat, reflektiert werden. Dies ermöglicht, kulturelle Prägungen des Gegenübers zu integrieren.

In der Repertoiresammlung finden sich Hörbeispiele für die *Inshad Dini* und Sufi-Musik (RS 1.5 & 1.6). Erstere fassen verschiedene islamische Gesänge und Gedichte zusammen. Letztgenanntes ist ein Oberbegriff für die vielfältigen Musikformen des Sufismus – eine Sammelbezeichnung für islamische Strömungen. Da es sich um religiöse Musik handelt, haben die meisten Aufnahmen einen meditativen und beruhigenden Charakter.

In der Musiktherapie können sie bspw. rezeptiv eingesetzt werden. Ein Beispiel dafür ist, sich gemeinsam bestimmte Aufnahmen anzuhören oder sie in Atem- und Entspannungsübungen zu integrieren. Ein Singen oder Spielen von Instrumenten zu den Aufnahmen wäre auch denkbar. Entscheidend ist hier jedoch, wie bereits zuvor erklärt wurde, dass solche Verwendungen mit den Klient*innen abgesprochen werden und sie in die Auswahl einbezogen werden.

Insgesamt wird deutlich, dass das Vorhaben, islamische Musikformen in die musiktherapeutische Sitzung zu integrieren, stets in Rückbezug auf die in der musiktherapeutischen Anamnese gewonnenen Informationen geschehen sollte. Zusätzlich ist es hilfreich, mit Klient*innen die Ideen zu besprechen und im Kontakt ihre Impulse zu beachten.

8.5 Umgang mit der Sprache

In Kapitel 6.4 wurde bereits auf die Rolle von Sprache im Kontext von Migration hingewiesen. Musik und Sprache sind an Emotionalität gekoppelt: »Dinge, die sich unbewusst ins Gedächtnis eingeprägt haben, werden in der Muttersprache aktiviert, und Emotionen werden eher direkt erlebt« (Assion et al., 2018, S. 402). Die Geburtssprache bleibt ein wichtiger Teil der Identität einer Person. Für Klient*innen, deren Erstsprache (auch) Arabisch ist, kann ein Einbezug dieser Zugänge zu ihrer Erlebnis- und Gefühlswelt eröffnen. Gleichzeitig gibt es auch Situationen, in denen es zwischen Klient*in und Therapeut*in keine gemeinsame Sprache gibt. Für beide Settings werden im Folgenden Umgangsmöglichkeiten dargestellt.

Integration arabischer Worte

In der Musiktherapie gibt es eine Vielzahl an Möglichkeiten, sprachliche Elemente in das gemeinsame Musikmachen zu integrieren. Wenn es darum geht, arabische Worte einzubeziehen, ist zunächst Einfachheit gefragt. Denn im Regelfall spricht der*die Therapeut*in kein Arabisch, sodass es wichtig ist, dass ein Mitverfolgen der Worte möglich ist. Beispiele für einfache arabische Worte sind folgende Begrüßungen, die übersetzt »Hallo« bedeuten: *Ahlan*, *Merhaba*, *Salam*. Letzteres bedeutet ebenfalls »Frieden«. Weitere im Alltagssprachgebrauch häufig verwendete einfache Worte sind *Habibi* (»mein*e Geliebte*r« oder »Freund*in«), Allah (»Gott«) und Yallah (»Los geht's!«). Eine weitere Möglichkeit ergibt sich, wenn Klient*innen arabische Worte einführen und übersetzen. Ein Beispiel dafür ist Fallvignette 3 (Kap. 8.3), in der der Klient dem Therapeuten das Wort *Qamar* (»Mond«) beibringt.

In der Musiktherapiesitzung kann eine Auswahl an arabischen Worten in einen gemeinsamen Gesang integriert werden. Sie können mit deutschen Worten und Sätzen kombiniert werden, sodass verschiedene Ebenen der Identität Raum bekommen.

Beispiel 6: Einsatz arabischer Worte

Ein junger unter Depressionen leidender Klient mit arabischer Migrationsgeschichte kommt zur Musiktherapie. Er spricht sowohl Arabisch als auch Deutsch. Der Therapeut schlägt vor, arabische Begrüßungsworte wie *Salam* und *Merhaba* als Ausgangspunkt für eine Improvisation zu verwenden. Der Klient ist einverstanden, möchte aber zunächst nicht mitsingen. Beide suchen sich jeweils ein Instrument und spielen eine Begleitung. Der Therapeut beginnt *Salam* und *Merhaba* abwechselnd und rhythmisch zu singen. Nach einigen Momenten macht der Klient mit und fügt ein paar Worte hinzu, die der Therapeut mitsingt, auch wenn er die Bedeutung (noch) nicht kennt.

Das Beispiel soll verdeutlichen, dass der Einsatz arabischer Worte dazu führen kann, dass Klient*innen im Sinne der Improvisation weitere Worte hinzufügen. Es ist auch denkbar, dass ein Situationslied entsteht, weil den Klient*innen spontan ein Text auf Arabisch einfällt. Wichtig ist hier eine sichere und vertrauensvolle Beziehung zwischen den Interaktionspartner*innen, damit die Handlungsfähigkeit in der Situation erhalten bleibt.

Musiktherapie ohne eine gemeinsame Sprache

In der musiktherapeutischen Arbeit mit Menschen mit arabischer Migrationsgeschichte kommt es in bestimmten Settings wie im Zusammenhang mit Fluchterfahrung dazu, dass zwischen Klient*in und Therapeut*in keine gemeinsame Sprache vorliegt. Ein möglicher Umgang damit ist der Einsatz von Sprach- und Kulturmittler*innen, wenn die Ressourcen dafür vorliegen. Durch das nonverbale Medium der Musik ist eine musiktherapeutische Arbeit aber auch ohne eine gemeinsame Sprache zwischen Klient*in und Therapeut*in möglich. Grundsätzlich ist es ein Alleinstellungsmerkmal der Therapien, die mit einem nonverbalen Medium arbeiten, dass sie auch ohne Sprache eingesetzt werden können.

Bei Therapiesettings, in denen eine Sprachverständigung nicht möglich ist, sollten die damit einhergehenden Herausforderungen und Risiken bedacht werden. So kann es dazu kommen, dass bspw. durch eine gewisse Musik unbeabsichtigt und unerwartet belastende Gefühle bei Klient*innen ausgelöst werden. Ohne eine sprachliche Begleitung ist es für die Therapeut*innen schwierig, die Situation nachzuvollziehen und sie zu halten. Daher sollten solche Angebote gut durchdacht und geplant werden. Eine Option ist, ausschließlich niederschwellige Angebote mit verkürzter Dauer zu implementieren. Zum Schutz der Klient*innen könnte ein Kriterium für die Teilnahme eine gewisse psychische Stabilität sein.

Fallvignette 11: Musiktherapie mit Gestik und Mimik

In einem Ankunftszentrum für Geflüchtete gibt es ein musiktherapeutisches Gruppenangebot für Frauen. An einem der Termine kommt es zu einer Konstellation, in der es keine gemeinsame Sprache zwischen den Teilnehmenden und der Musiktherapeutin gibt. Zu Sitzungsbeginn legt die Musiktherapeutin ihre rechte Hand auf ihren Brustkorb und sagt ihren Namen, um eine Begrüßungsrunde einzuläuten. Die Teilnehmerinnen begreifen das schnell und sagen ebenfalls ihre Namen. Anschließend gibt die Musiktherapeutin durch eine Handbewegung zu verstehen, dass die Teilnehmerinnen jeweils eine Djembe nehmen sollen, was ebenfalls verstanden wird. Dann lehnt sich die Musiktherapeutin zu ihrer Nachbarin, nimmt Blickkontakt auf und spielt einen Trommelschlag. Es dauert nicht lang, bis das Spiel begriffen ist und der Ton herumgeschickt wird. Auf diese Art und Weise werden einige Spielformen im Trommelkreis vermittelt und umgesetzt.

Die Fallvignette zeigt, wie es trotz dem Fehlen einer gemeinsamen Sprache zu Kontaktaufnahme und Resonanzerleben kommen kann. Mithilfe gestischer und mimischer Kommunikation können niedrigschwellig angesetzte musiktherapeutische Spielformen integriert werden. Dabei wird in der

Fallvignette deutlich, dass es nicht zu komplex werden darf und hilft, wenn alle das gleiche Instrument vor sich haben. Der Einstieg mit der Namensrunde gibt einen Hinweis darauf, dass in solchen Angeboten auch Musik ein spielerisches Erlernen von Sprache ermöglicht.

Die aufgezeigten Aspekte beziehen sich auf den Fall des absoluten Fehlens einer gemeinsamen Sprache. Abstufungen oder das Ausweichen auf eine gemeinsame Zweitsprache sind denkbar, sodass Setting und Spielformen dann angepasst werden können. Insgesamt wird deutlich, wie Musik als Ausdrucksform und Medium in der Musiktherapie dazu beiträgt, dass Klient*innen und Therapeut*innen über ihre gegenseitigen Sprachbarrieren hinweg kommunizieren und eine gemeinsame Erfahrung machen.

In diesem Kapitel zeigen sich die Vielfältigkeit und der Möglichkeitsraum, die Musiktherapeut*innen und Klient*innen zur Verfügung stehen. Der transkulturelle Raum gewinnt durch Instrumente und Klänge in der Musiktherapie an Gestalt. Die dabei entstehenden Dynamiken und Gefühle finden im Musikmachen und -hören Ausdruck und Reflexion. Gerade der musiktherapeutische Raum bietet durch die vielen Instrumente Anknüpfungspunkte an kulturelle Prägungen, weswegen sich Musiktherapeut*innen mit den jeweiligen Wirkweisen gut auskennen sollten. Gleichzeitig zeigen sich Vielfältigkeit und Reichtum der verschiedenen musikalischen und musikähnlichen Formen in der arabischen und islamischen Musik. Beide Aspekte vereint malen das Bild einer musiktherapeutischen Praxis, die abgesehen von der klassischen »westlichen« mehr Musikformen integriert sowie Lebensweisen und -verständnisse unterschiedlicher kultureller Prägungen widerspiegelt. Und die durch die Kopplung an Wissen um Bedeutungen und Einsatzmöglichkeiten diese gleichberechtigt in Kontakt bringen kann. Dies lässt sich als eine Stärke und ein Alleinstellungsmerkmal verstehen, was von Musiktherapeut*innen im Sinne einer kultur- und diskriminierungssensiblen Gesellschaft gefördert werden sollte.

9 Transkulturalität im Gesundheitswesen

Die bisherige Auseinandersetzung mit kulturellen und migrationsspezifischen Aspekten der Psyche sowie deren Bedeutung für die musik- bzw. psychotherapeutische Praxis verdeutlicht, wie wichtig transkulturelle Bildung für Musik- bzw. Psychotherapeut*innen ist. Die Annäherung an die Thematik erforderte in den ersten Kapiteln zunächst ein Durcharbeiten der Grundlagen bis hin zur Nahaufnahme der therapeutischen Sitzung als Hauptereignis der transkulturellen Therapie. Im weiteren Verlauf entfernen wir uns nun wieder ein gutes Stück und betrachten die Thematik aus einer gesamtgesellschaftlichen Perspektive. Die therapeutische Sitzung lässt sich aus diesem Blickwinkel als ein Bestandteil eines größeren Systems einordnen: des deutschen Gesundheitswesens. In diesem Kapitel steht im Vordergrund, welchen Stand die psychiatrische und psychotherapeutische Versorgung von Menschen mit Migrationsgeschichte in Deutschland hat. Dabei geht es um Ursachen für die Umstände, mögliche Lösungsansätze und den Forschungsstand dazu.

9.1 Inter- bzw. transkulturelle Öffnung des Gesundheitswesens

Im aktuellen Diskurs, wie transkulturelle Aspekte ins Gesundheitswesen mit einbezogen werden können, fällt häufig der Begriff »interkulturelle Öffnung« (Beck et al., 2021, S. 333). Damit ist ein Prozess gemeint, der das Ziel hat, Menschen mit Migrationsgeschichte einen »gleichberechtigten Zugang zu den von den Regeldiensten bereitgestellten Versorgungsleistungen […] und […] eine gleichwertige Qualität in Behandlung, Beratung und Betreuung«[41] zu ermöglichen. Das Konzept der interkulturellen Öffnung bezieht sich auf alle Bereiche des Gesundheitswesens, im weiteren Verlauf liegt der Fokus jedoch auf der psychiatrischen und psychotherapeutischen Versorgung. Zusätzlich stehen hier grundsätzlich alle Menschen mit Migrationsgeschichte als potenzielle Klient*innen im Vordergrund, weswegen nicht ausschließlich von Menschen mit arabischer Migrationsgeschichte die Rede ist. Da der in diesem Buch verwendete Kulturbegriff und das daraus entstehende Kulturverständnis in Zusammenhang mit der Transkulturalität stehen, verwenden wir im weiteren Verlauf die Bezeichnung inter- bzw. transkulturelle Öffnung.

Der aktuelle Stand zeigt, dass sowohl die Inanspruchnahmerate von psychiatrischen und psychotherapeutischen Angeboten als auch die Qualität der Behandlungen hinsichtlich der Versorgung von Menschen mit Migrationsgeschichte verbesserungswürdig sind (Schödwell et al., 2022). Daher müssen transkulturelle Aspekte verstärkt in die Gesundheitsversorgung miteinbezogen werden. Auch für die Musiktherapie als fester Bestandteil der Kliniklandschaft in Deutschland ist dies ein wichtiges Thema. Musiktherapeut*innen sollten daher über die aktuelle Lage und Verbesserungsmöglichkeiten informiert sein. Nicht zuletzt kann die Auseinandersetzung auch für die eigene Praxis interessant sein, aber bspw. auch als Anregung bei Anstellung an einer Klinik dienen. Das Konzept der inter- bzw. transkulturellen Öffnung schließt ebenfalls Forschungsaspekte mit ein. Dabei geht es darum, transkulturelle Prozesse verstärkt in Untersuchungen und Veröffentlichungen zu integrieren. Studien sollen repräsentativer werden und einen größeren Teil der Gesellschaft widerspiegeln können. Die erzielten Ergebnisse sollen Veränderungen ermöglichen, wodurch wiederum die Inanspruchnahmerate sowie die Qualitätsstandards steigen sollen.

Hindernisse für das Voranschreiten der inter- bzw. transkulturellen Öffnung sind meist auf politischer Ebene festzumachen. Bisher liegt dies auf der Prioritätenliste nicht weit oben, was ebenfalls zu fehlenden finanziellen Mitteln führt (Schammann, 2018). Zusätzlich fehlt eine hinreichende Vernetzung unter den jeweiligen Institutionen. Es ist zu einem gewissen Teil an den Einrichtungen gelegen, sich für die Implementierung von zusätzlichen Angeboten für Menschen mit Migrationserfahrung einzusetzen oder einen transkulturellen Beauftragten einzustellen. Eine weitere Rolle spielt

41 https://www.integrationsbeauftragte.de/resource/blob/1864184/1964342/1f7521623518bf5db9dc6d9dd8e6e552/kultursensibles-kh-data.pdf?download=1, S. 23.

auch hier die geringe Anzahl an Studien und Untersuchungen, die bis zur politischen Ebene durchdringen und die Relevanz der inter- bzw. transkulturellen Öffnung begründen könnten. Der Psychiater Wielant Machleidt (et al., 2005, S. 215) schreibt, dass es »in einem Land mit gesetzlich geregelter Zuwanderung wie der Bundesrepublik Deutschland [...] nicht um die einseitige Anpassung der Migrantenpopulation an das Gesundheitssystem« geht, sondern »um einen wechselseitigen Prozess des Kompetenzzuwachses und der Vertrauensbildung mit dem Ziel, Migranten mit denselben hohen Qualitätsstandards und Heilerfolgen zu behandeln wie Einheimische«. Ziel ist, Migration weniger stigmatisiert zu betrachten, sondern als wesentlicher und selbstverständlicher Teil der Gesellschaft in Deutschland.

Aus unserer Perspektive gibt es noch einen weiteren wichtigen Aspekt bei der inter- bzw. transkulturellen Öffnung des Gesundheitswesens. Es braucht einen gerechteren Zugang zum Psychotherapieberuf.[42] Auch in der Musiktherapie gibt es bei Therapeut*innen wenig Diversität. Bisher sind beide Berufswege mit hohen Kosten verbunden, sodass sich oftmals nur Personen mit hohem sozioökonomischen Status die Ausbildung leisten können. Deswegen sollten die Zugänge für Menschen mit Migrationsgeschichte verbessert werden, um auch mehr Diversität in der Musiktherapie und allgemein in der Psychotherapie bei Therapeuten*innen zu erzielen.

9.2 Zugangsbarrieren und Verbesserungsmöglichkeiten

Bei der Betrachtung und Bewertung von transkulturellen Aspekten in der Psychiatrie und Psychotherapie wird von Zugangsbarrieren gesprochen, um die geringe Inanspruchnahmerate von Menschen mit Migrationsgeschichte zu beschreiben und zu erklären. Damit sind Hindernisse im Gesundheitswesen gemeint, die für den Ausschluss oder das Abbrechen von therapeutischen Hilfestellungen sorgen. Im stationären, teilstationären und ambulanten Bereich gibt es vielfältige Zugangsbarrieren. Zu ihnen gehören Verständigungsschwierigkeiten, die kulturelle, religiöse oder sprachliche Ursachen haben. Im Folgenden werden strukturelle Zugangsbarrieren und ihre jeweiligen Ursachen sowie mögliche Lösungsansätze dargestellt.

42 https://www.deutschlandfunkkultur.de/reform-der-ausbildung-fuer-psychotherapie-zugang-zum-100.html.

Einer der ersten Punkte in Fragen struktureller Barrieren ist, wie potenzielle Klient*innen über das psychotherapeutische Angebots- und Versorgungssystem in ihrer Nähe informiert werden. Durch Sprach- und Verständnisbarrieren können Unkenntnis bzw. mangelnde Informationen bzgl. Behandlungsmöglichkeiten von Menschen mit Migrationsgeschichte zu einer geringen Inanspruchnahmerate führen. Deswegen müssen Informationswege inhaltlich und sprachlich angepasst werden, um entsprechende Klientel besser zu erreichen. Sprach- und Verständnisbarrieren können v. a. für Menschen der ersten Migrationsgeneration, für Menschen, die ohne Vorbereitungsmöglichkeiten und/oder Aufenthaltssicherung in Deutschland angekommen sind, sowie für Menschen, die im hohen Alter migriert sind, eine Behandlung erschweren. Eine Person, die ihre eigenen Deutschkenntnisse als nicht ausreichend einschätzt, kann ihre Überlegung, Therapie in Anspruch zu nehmen, verwerfen.

Kliniken, Institutionen und Praxen sollten Sprach- und Verständnisbarrieren minimieren, indem sie Angebote installieren, die sich explizit an Menschen mit Migrationsgeschichte richten. Bilinguale Fachkräfte bzw. mit Fremdsprachenqualifikation oder einer anderen Erstsprache als Deutsch stellen hierbei eine große Unterstützung dar. Angebote, die in einfacher Sprache abgehalten werden, dienen dazu, zunächst zu eruieren, welche Therapieform die jeweiligen Sprachkenntnisse ermöglichen. Es können erstsprachliche Angebote sein, die entweder eine therapeutische oder zunächst psychoedukative Funktion haben. Kultur- und Sprachvermittler*innen sind befähigt diese Form der Beratung zu übernehmen oder unterstützen. Sie können fachfremd sein und damit eine rein vermittelnde sowie dolmetschende Rolle haben oder durch einen sozio- bzw. psychologischen Berufshintergrund co-beratend oder -therapeutisch tätig sein. An dieser Stelle werden, wie in Kapitel 8.5 bereits dargestellt, die Musiktherapie sowie weitere Spezial- und Fachtherapien als Therapieformen wichtig, die auch bei geringen sprachlichen Verständigungsmöglichkeiten einen Ansatz finden.

Menschen mit Migrationsgeschichte können sich bei Therapeut*innen mit Migrationsgeschichte wohler und besser verstanden fühlen (Erim, 2009). Das Gefühl kann sich intensivieren, wenn bspw. am Nachnamen oder Aussehen erkennbar wird, dass der*die Therapeut*in eine ähnliche Migrationsgeschichte hat oder der gleichen Religion zugehörig ist wie der*die Klient*in. Dabei spielt einerseits die gemeinsame Sprache eine Rolle, andererseits aber auch das Gefühl für gewisse Erfahrungen, Gefühle, Ansichten und Wünsche, mehr und einfacher Verständnis zu generieren und sogar einige davon mit dem Gegenüber zu teilen. Die Angst vor Vorurteilen und Stigmatisierung sinkt möglicherweise. Selbstverständlich können die gleichen Vorteile aber auch Angst und Scham auslösen, sodass solche Therapeut*innen bewusst vermieden werden.

Klient*innen mit Migrationsgeschichte haben oftmals bürokratische Anliegen, die bspw. mit dem Aufenthaltsrecht zusammenhängen und eng mit ihrer psychischen Situation in Verbindung stehen. Es braucht bestimmte strukturelle Rahmenbedingungen in den Versorgungsstellen, um mit solchen spezifischen Problemlagen umzugehen. Therapeut*innen müssen oftmals bestimmte Fachkenntnisse haben und einen höheren Arbeitsaufwand investieren. Fehlt es an solchen Strukturen, sinkt die Inanspruchnahmerate. Denn ein weiterer struktureller Grund für die Ablehnung und den Abbruch einer Therapie kann die Angst vor aufenthaltsrechtlichen bzw. ausländerrechtlichen Konsequenzen sein. Institutionell ist eine »funktionstüchtige Sozialabteilung« (Haenel, 2018, S. 389) hilfreich, die sowohl strukturelle Hilfestellungen als auch eine Expertise bzgl. spezifischer Problemlagen anbietet. Insgesamt ist es nicht immer ersichtlich, warum ein*e Klient*in die Therapie abgebrochen hat. Ein spezifisches Entlassmanagement kann helfen, um Ursachen zu eruieren, indem bspw. Fragebögen und/oder Entlassgespräche mit entsprechenden Fragen integriert werden.

Bei der konkreten Versorgung von muslimischen Klient*innen gibt es einige Möglichkeiten, die Zugangsbarrieren zu verringern. So kann eine Zusammenarbeit zwischen den jeweiligen Institutionen und muslimischen Gemeinden zu einem besseren Verständnis der Bedürfnisse der Klient*innen beitragen. Außerdem ist eine Aufklärungsarbeit vonseiten der Gemeinden denkbar, in denen potenzielle Klient*innen über lokale psychiatrische und psychotherapeutische Versorgungsmöglichkeiten informiert werden (Rüschoff & Kaplick, 2021). Eine weitere Möglichkeit ist, die Glaubensausübung von muslimischen Klient*innen im Klinikalltag zu berücksichtigen. So könnte die Einrichtung eines allgemein zugänglichen Gebets- und Andachtsraums wie im Universitätsklinikum Mainz das Wohlgefühl der Klientel erhöhen (Rojahn, 2011).

Abschließend lässt sich zusammenfassen, dass Sensibilisierung und Schulung des Personals in Bezug auf transkulturelle Themen in den psychiatrischen und psychotherapeutischen Institutionen entscheidend sind. Grundsätzlich sollten Musik- bzw. Psychotherapeut*innen Weiterbildungen mit entsprechenden Inhalten besuchen und solche bei der Arbeitsstelle fordern.

9.3 Forschungsstand

Ein entscheidender Faktor bei der inter- bzw. transkulturellen Öffnung ist die Integration transkultureller Aspekte in Forschungsvorhaben und Veröffentlichungen. Die im Folgenden dargestellte Auswahl an deutschsprachiger Literatur soll einen Einblick ermöglichen und Musik- bzw. Psychotherapeut*innen als Inspiration und Anregung zur Eigenrecherche dienen.

In der therapeutischen Arbeit orientiert man sich an einigen Berufskodexen und Leit- sowie Richtlinien. Grundlage für Musiktherapeut*innen ist die Berufsordnung und der Ethikkodex der Deutschen Musiktherapeutischen Gesellschaft. Unter dem Punkt »Gleichbehandlung« steht geschrieben: »Alle Patienten/Klienten sollen gleichen Zugang zu Untersuchung und Behandlung haben, unabhängig von ihrer Rasse, Religionszugehörigkeit, ethnischer Abstammung, Geschlecht, sexueller Orientierung oder irgendeiner Form der Behinderung, solange diese Faktoren für die Behandlung keine entscheidende Rolle spielen.«[43] Darüber hinaus sind in den »Sonnenberger-Leitlinien« (Machleidt et al., 2005, S. 215) Wege formuliert, Menschen mit Migrationsgeschichte eine verbesserte psychiatrisch-psychotherapeutische Versorgung in Deutschland zu ermöglichen. Die zwölf Leitlinien beziehen sich hauptsächlich auf die Etablierung von Kultursensibilität in Krankenhäusern und Kliniken sowie beim Personal, beziehen die Bildungs- und Forschungsebene aber auch mit ein. Spezifisch mit der kultursensiblen Psychotherapiesitzung beschäftigen sich die »Essener Leitlinien zur interkulturellen Psychotherapie« (Erim et al., 2010). Die sechs Leitlinien richten sich direkt an Psychotherapeut*innen und wie sie u. a. durch Selbstreflexion Kultursensibilität entwickeln können.

Die Berücksichtigung transkultureller Aspekte in musiktherapeutischen Veröffentlichungen und Untersuchungen im deutschsprachigen Raum ist ausbaufähig. In Band 3 des *Jahrbuchs Musiktherapie* von 2007 mit dem Titel *Kultursensibilität und Musiktherapie* des Berufsverbands der Musiktherapeutinnen und Musiktherapeuten in Deutschland e. V. setzen sich verschiedene Autor*innen mit Kultursensibilität und der Rolle der Musik im interkulturellen Setting auseinander. Die Zeitschrift *Musik und Gesundsein* veröffentlichte insgesamt zwei Ausgaben, die sich mit transkulturellen Aspekten beschäftigen. In Heft 23 »Musiktherapie und Migration« (2013) geht es um die Arbeit mit Klient*innen mit Migrations- und

43 https://www.musik-bim.de/images/verein/ethikkodex_dmtg-04-09.pdf, S. 3.

Fluchterfahrung und im Heft 19 »Orientalische Musiktherapie« (2011) stehen verschiedene Praxiseinblicke im Vordergrund mit Fokus auf arabische, türkische sowie islamische Bezüge. Stegemann und Weymann (2019) stellen in *Ethik in der Musiktherapie* den Zusammenhang zwischen ethischen Fragestelllungen und Kultursensibilität her. In der aktuellen Auflage des *Lexikons Musiktherapie* wird erstmalig im Beitrag »Interkulturalität« (Pfeifer et al., 2020) ein Überblick über die Fachterminologie und den damit zusammenhängenden Bedeutungsräumen gegeben. In der *Musiktherapeutischen Umschau* stellt die Musiktherapeutin Eun Jin Nausner (2023) in ihrem Beitrag »Kultursensible Musiktherapie. Therapeutische Qualitäten und Kompetenzen in der Arbeit mit anderen Kulturkreisen« ihre Forschungsarbeit vor, in der sie sich der Definition von kultursensibler Musiktherapie annähert. Die Musiktherapeutin Julia Fent (2022) setzt sich in ihrem Artikel »Wie gesellschaftliche Normen und Machtverhältnisse durch Sprache vermittelt werden: Eine kritische Diskursanalyse im Rahmen eines Dissertationsprojekts zu Diskriminierung in der Musiktherapie« nicht direkt mit Transkulturalität auseinander, aber ihre Überlegungen zu einer diskriminierungskritischen Perspektive bilden eine wichtige Grundlage.

Die Hinzunahme von Arbeiten aus dem psychotherapeutischen und psychiatrischen Feld ist an dieser Stelle als Ergänzung und Erweiterung wichtig. Da eine Vielzahl an Veröffentlichungen existieren, werden im Folgenden die wichtigsten genannt, die teilweise auch als Grundlage für dieses Buch dienen. Die aktuelle Ausgabe von *Praxis der interkulturellen Psychiatrie und Psychotherapie. Migration und psychische Gesundheit* (Machleidt et al., 2018) fasst wesentliche Aspekte von Migration und klinischer Arbeit in einer lexikonähnlichen Form zusammen. Zwei weitere Bücher, die sich zusätzlich mit Leitfäden zum Umgang in Kliniken und Therapiesitzungen befassen, sind *Handbuch Transkulturelle Psychiatrie* (Klosinski et al., 2022) und *Migration und Transkulturalität* (Graef-Calliess & Schouler-Ocak, 2019). Zu den älteren Nachschlagewerken gehören *Migration und seelische Gesundheit* (Assion, 2013) sowie *Klinische Interkulturelle Psychotherapie* (Erim, 2009), die ebenfalls einen klinischen Blickwinkel haben.

Insgesamt lässt sich feststellen, dass die transkulturelle Forschung oftmals defizitorientiert ist, was im Zusammenhang mit der in Kapitel 1.3 bereits dargestellten gesellschaftlichen Wahrnehmung von Migration steht. Grundsätzlich fehlt es an epidemiologischen und versorgungsrelevanten Studien sowie Untersuchungen, die sowohl die Migrationsgeschichte der

Klient*innen als auch kulturelle Prägungen berücksichtigen (Mösko et al., 2018). In diesem Buch bemühen wir uns um einen ressourcenorientierten Blick auf Migration und den damit zusammenhängenden Themenfeldern.

Zusammenfassend wird durch die Auseinandersetzung mit der inter- bzw. transkulturellen Öffnung im psychiatrischen und psychotherapeutischen Bereich deutlich, welche Wechselwirkung zwischen der Ausbildung der jeweiligen Therapeut*innen und den Umsetzungsbestrebungen auf institutioneller Ebene herrscht. In anderen Worten lässt sich feststellen, dass die transkulturelle (Weiter-)Bildung von Therapeut*innen einen Einfluss auf die Inanspruchnahmerate von Menschen mit Migrationsgeschichte hat. Gleichzeitig braucht es die inter- bzw. transkulturelle Öffnung des Gesundheitswesens, um Therapeut*innen adäquat auszubilden. Letztlich bleibt es ein wechselseitiger Prozess, in dem die Kultursensibilität der einzelnen Mitwirkenden die Strukturen verändern kann. In diesem Sinne ist auch dieses Buch sowohl als Beitrag zur transkulturellen Bildung als auch zur inter- bzw. transkulturellen Öffnung zu verstehen.

10 Weiterführende Gedanken und Fragestellungen

Die in Kapitel 9 begonnene Einnahme der gesamtgesellschaftlichen Perspektive wird in diesem Kapitel fortgeführt und gleichzeitig der Bogen zurück zum Beginn gespannt. Die Auseinandersetzung mit einzelnen Konstrukten rund um den Kultur- und Migrationsbegriff markierte einen Start aus der Vogelperspektive. Durch die Beleuchtung der musikalischen und kulturellen Prägungen in arabischsprachigen Ländern sowie den psychodynamischen Blick auf Migration fand eine Fokussierung statt, die zur intensiven Analyse der musik- bzw. psychotherapeutischen Sitzung führte. Mithilfe von Fallvignetten und Praxisbeispielen fand eine Annäherung an potenzielle Konfliktfelder, Fragestellungen und Handlungsmöglichkeiten statt. Die Hinzunahme der inter- bzw. transkulturellen Öffnung des Gesundheitswesens markierte den ersten Schritt der Wiedereinnahme der Vogelperspektive. Die Auseinandersetzung mit dem Konstrukt Integration ist Teil der Diskussion des Kultur- und Migrationsbegriffs sowie der damit einhergehenden Themenfelder. Daher werden im Folgenden verschiedene Perspektiven auf den Integrationsbegriff beleuchtet. Im Anschluss daran folgen Beiträge zum muslimischen Leben in Deutschland mit Fokussierung auf die Dimensionen des antimuslimischen Rassismus. Nach der Zusammenfassung aller Kapitel steht die Reflexion unserer Zusammenarbeit als Autorin und Autor im Vordergrund, gefolgt vom abschließenden Ausblick.

10.1 Zum Integrationsbegriff

Die Auseinandersetzung mit der inter- bzw. transkulturellen Öffnung des Gesundheitswesen in Kapitel 9 zeigte bereits, welche Defizite in der psychiatrischen und psychotherapeutischen Versorgung von Menschen mit Migrationsgeschichte zu vermerken sind. In Zusammenhang mit dem Integrationsbegriff stellt sich die Frage, welche Leistungen die Aufnahmegesellschaft erbringt und bereit ist zu erbringen und welche notwendigen oder übersteigerten Erwartungen an Menschen mit Migrationsgeschichte gestellt werden.

Für Musik- bzw. Psychotherapeut*innen ist die Auseinandersetzung mit dem Integrationsbegriff wichtig, da es im therapeutischen Kontext oft um Integration geht, sei es von Gefühlen, Lebensereignissen oder Erinnerungen. Bei der Therapie mit Menschen mit Migrationsgeschichte kann es dazu kommen, dass zusätzlich die Frage nach der Integration kultureller Aspekte in den Vordergrund rückt. Vermutungen und Überzeugungen der Therapeut*innen können sich in der Therapie äußern, sodass Reflexion und Bewusstwerden dieser wichtig sind. Darüber hinaus haben Musiktherapeut*innen als – auch wenn kleiner – Teil des Gesundheitswesen Einfluss darauf, wie sich das Integrationsverständnis entwickelt und bspw. im Team oder der Klinik darstellt.

Auf der Homepage des Bundesamts für Migration und Flüchtlinge steht dazu geschrieben: »Ziel von Integration ist es, alle Menschen, die dauerhaft und rechtmäßig in unserem Land leben, in die Gesellschaft einzubeziehen. Dabei betrifft Integration uns alle – Alteingesessene ebenso wie Zugewanderte.«[44] Die Wortwahl verdeutlicht, dass es bei Integration um einen wechselseitigen Prozess geht, bei dem sowohl Aufnahmegesellschaft wie Zugewanderte einen Beitrag leisten. Die Zielsetzung der inter- bzw. transkulturellen Öffnung kann dann weitergedacht werden: Es geht darum, Menschen mit Migrationsgeschichte einen gleichwertigen und gleichberechtigten uneingeschränkten Zugang zu allen Lebensbereichen in der Gesellschaft zu ermöglichen. Wenn der Fokus aber auf der grundsätzlichen Anpassung von Menschen mit Migrationsgeschichte an das Aufnahmeland liegt, kann solch eine Zielsetzung nicht erreicht werden. Oft damit verbundene Begriffe sind: Integrationsverweigerung, Integrationsfortschritt oder Integrationswille. Sie basieren auf der Vorstellung, dass es eine »etablierte Kerngesellschaft [... gibt], die Menschen mit Migrationsbiographie einseitig motiviert, sich in sie zu integrieren«.[45] Wenn über »gescheiterte« oder »gelungene« Integration gesprochen wird, werden oftmals »gesellschaft-

44 https://www.bamf.de/DE/Themen/Integration/integration_node.html.

45 https://www.bpb.de/themen/migration-integration/kurzdossiers/205190/die-postmigrantische-gesellschaft.

liche Probleme dadurch individualisiert und kulturalisiert«.[46] Dann wird Migration mit Problemen attribuiert, die ursprünglich mit erschwerten Zugängen in der Gesellschaft zusammenhängen (Schepker et al., 1999). Dabei sollte der Fokus auch auf den Leistungen liegen, die von der »Dominanzgesellschaft erbracht werden müssen«.[47]

Die Frage ist, was für ein Integrationsverständnis es braucht, wenn »Migration [...] zum Alltag einer deutschen Gesellschaft geworden [ist], in der jeder dritte Bürger Migrationsgeschichten als familialen Bezugspunkt angibt«. Erforderlich sind von der Seite der Menschen mit Migrationsgeschichte sprachliche Kenntnisse und zusätzlich, wie das Bundesamt für Migration und Flüchtlinge schreibt, »Grundkenntnisse unserer Geschichte und unserer vielfältigen Demokratie [...]. Hierbei geht es insbesondere um die Bedeutung der freiheitlich demokratischen Grundordnung Deutschlands, des Parteiensystems, des föderalen Aufbaus, der Sozialstaatlichkeit, der Gleichberechtigung sowie der Toleranz und der Religionsfreiheit.«[48] Die Journalistinnen Bota et al. (2012, S. 12) stellen zur Debatte: »Wer bestimmt, wer zu dieser Gesellschaft gehört, wer definiert, was deutsch ist?« Und sie finden eine Antwort: »Uns fällt die Bezeichnung ›neue Deutsche‹ ein. Es ist kein Pass, der jemanden zum neuen Deutschen macht, es ist nicht sein Erfolg oder das Ergebnis eines Einbürgerungstests.« Das Deutschsein unterliegt bereits seit Jahrzehnten einer Wandlung, da Deutschland ein Einwanderungsland ist. Besonders Arbeitsmigration wurde und wird gefördert und ist gewünscht. Damit leben wir in einer postmigrantischen Gesellschaft, die von Vielseitigkeit und Unterschiedlichkeit sowohl geprägt ist als auch von ihr profitiert.[49]

Beim Thema Integration geht es also um Perspektivenflexibilität und den Blick auf die Gesamtgesellschaft und ihre Strukturen. Ein Beispiel für einen Perspektivwechsel in puncto Integration sind die Wähler*innen von rechtsextremistischen Parteien. Sie scheinen sich »in der neuen, durch Vielfalt gekennzeichneten Gesellschaft« nicht zurechtzufinden. Auch sie müssen dringend bei ihrer Integration unterstützt werden.

---

46 https://neuemedienmacher.de/fileadmin/dateien/Glossar_Webversion.pdf, S. 18.

47 https://www.bpb.de/themen/migration-integration/kurzdossiers/205190/die-postmigrantische-gesellschaft; Quelle auch für das nachfolgende Zitat.

48 https://www.bmi.bund.de/DE/themen/heimat-integration/integration/integration-bedeutung/integration-bedeutung-node.html.

49 https://www.bpb.de/themen/migration-integration/kurzdossiers/205190/die-postmigrantische-gesellschaft; Quelle auch für das nachfolgende Zitat.

Um einen weiteren Perspektivwechsel auf das Thema darzustellen, folgt ein kurzer Erfahrungsbericht: Ein 24-jähriger muslimischer Student aus dem Jemen schreibt sich für ein Musikmasterstudium an einer Universität in Deutschland ein. Während seines Studiums führt ein Professor eine Studie durch, die zum Ziel hat, die Bedürfnisse ausländischer Studierender an der Universität besser zu verstehen. Im Rahmen der Studie wird der Student vom Professor gefragt, ob er einen geeigneten Ort zum Beten gefunden hat und ob es noch andere Bedürfnisse gibt, die ihm dabei helfen würden, sich an der Universität wohlzufühlen. Der Student ist überrascht und gleichzeitig erfreut über die Frage des Professors. Er erwidert, dass er bisher noch keinen Platz zum Beten benötigt hat, aber dankbar für die Frage ist.

Die Studie des Professors ist ein wichtiger Bestandteil der inter- bzw. transkulturellen Öffnung, in diesem Fall des Hochschul- und Universitätswesens. Dem Studenten wird mit Respekt und Interesse begegnet sowie mit der Bereitschaft, eine Leistung zu erbringen, damit sich dieser zugehörig fühlen kann. Die Szene zeigt, wie Integration auch aussehen kann, dass für »Integration die gesamte Gesellschaft verantwortlich ist«[50] – und damit eben auch Musik- und Psychotherapeut*innen.

10.2 Antimuslimischer Rassismus in Deutschland

Wie in Kapitel 1 bereits erklärt, beschreibt antimuslimischer Rassismus die konkrete Diskriminierung von Muslim*innen unabhängig ihrer ethnischen oder nationalen Herkunft. Er kann sich aber auch auf Menschen beziehen, die nicht muslimisch sind, jedoch aufgrund eines äußeren Merkmals wie dem Aussehen zur Gruppe zugeordnet werden. Menschen mit arabischer Migrationsgeschichte leiden oftmals unter Vorurteilen und Vorbehalten in Bezug auf den Islam, was an der immer wieder vorkommenden Negativdarstellung der Religion liegt.

In Kapitel 6.1 wurden belastende Folgen für die psychische Gesundheit durch Diskriminierung und in Kapitel 9.2 die erschwerte psychiatrisch-psychotherapeutische Versorgung von Menschen mit arabischer Migrationsgeschichte aufgrund von Zugangsbarrieren thematisiert. Zusätzlich können durch antimuslimischen Rassismus verringerte Chancen-

50 https://neuemedienmacher.de/fileadmin/dateien/Glossar_Webversion.pdf, S. 19.

gleichheit sowie negative Konsequenzen für die Berufsausübung und die Wohnsituation entstehen. Für Musik- bzw. Psychotherapeut*innen ist eine Auseinandersetzung mit Ursachen und Folgen eine Voraussetzung für die Praxis, weswegen im weiteren Verlauf die Darstellung des Islams sowie der Hijab tragenden Musliminnen* in Deutschland thematisiert wird.

Der Islam ist immer wieder Teil eines gesellschaftlichen Diskurses, der der Religion »kritische« bis hin zu »bedrohliche« Eigenschaften zuschreibt (Uçar & Walker, 2019). Das Bild ist von Begriffen wie »bildungsfern« und »rückwärtsgewandt« geprägt, wobei der Bildungsgrad keines Menschen anhand seiner Glaubenszugehörigkeit festgestellt werden kann. Der Islam wird oftmals mit Terrorismus und Islamisierung verbunden. Wie bereits in Kapitel 3.3 erläutert, bilden extremistische Strömungen im Islam eine Minderheit und stellen ein Phänomen dar, was ebenfalls aus anderen Religionen bekannt ist. Islamistische Strömungen stellen eine akute und ernstzunehmende Bedrohung dar, die aber nicht generalisiert werden sollte. Oftmals sind in betroffenen Ländern die Muslim*innen selbst die Leidtragenden, was dann auch zur Flucht der jeweiligen Personen führen kann. Ein Beispiel für eine Zuspitzung in Bezug auf antimuslimischen Rassismus ist das 2010 veröffentlichte Buch *Deutschland schafft sich ab. Wie wir unser Land aufs Spiel setzen* von Thilo Sarrazin, indem er eine solche Negativdarstellung des Islams postuliert. Solche Verallgemeinerungen, Zuschreibungen und Vorurteile verursachen nicht nur psychisches Leid, sondern werden für Muslim*inne auch zur Lebensbedrohung. Das zeigen die regelmäßigen zumeist rechtsextremistisch motivierten Angriffe gegen Menschen mit muslimischen Glauben.[51]

Oftmals sind gerade Frauen* vom antimuslimischen Rassismus betroffen, v. a. diejenigen, die ihren Körper und/oder Kopf bedecken – im Folgenden als Hijab bezeichnet – und somit ihre Glaubenszugehörigkeit von außen sicher angenommen werden kann. Das Tragen des Hijabs wird von Außenstehenden oftmals mit einem Zwang verbunden und damit als Symbol der Unterdrückung interpretiert. Diese Pauschalisierung geht mit einer Stereotypisierung einher und kann zur Diskriminierung der jeweiligen Personen führen. Mit dem zugeschriebenen Un-

51 https://www.svr-migration.de/wp-content/uploads/2022/09/SVR-Studie-2022-2__Antimuslimische-und-antisemitische-Einstellungen.pdf.

terdrückungs- und Zwangshintergrund sind oftmals weitere Vorurteile verbunden, bspw. in Bezug auf den sozioökonomischen Status und dem Bildungsgrad der Hijab-Tragenden. Um in der Praxis eine möglichst gleichberechtigte Behandlung anbieten zu können, ist daher für Musik- bzw. Psychotherapeut*innen eine Aufklärung und Reflexion eigener Vorannahmen notwendig. Denn das Tragen eines Hijabs bedeutet keinesfalls automatisch, dass die jeweilige Person dazu gezwungen wird oder sich unterdrückt fühlt. An dieser Stelle ist die Bewusstwerdung wichtig, dass die Bekleidung einer Muslimin* zunächst weder etwas über ihre Bildung, ihren sozioökonomischen Status noch über den Grad ihrer Selbstbestimmung aussagt. Es gibt zahlreiche Gründe, warum ein Hijab getragen wird und diese gehören zuallererst zur Privatsphäre der jeweiligen Person. Ein Hijab kann ein Zeichen der Zugehörigkeit, der religiösen Überzeugung oder der Identität sein. Es gibt viele weitere Gründe, zu denen auch gehören kann, aber eben nicht muss, gezwungen zu werden oder sich gezwungen zu fühlen.

Letztlich ist an dieser Stelle die Sensibilisierung wichtig und die Fokussierung der Zielsetzung, Frauen* allgemein darin zu bestärken, ihre eigenen Entscheidungen zu treffen und Erfahrungen zu machen, ohne sie aufgrund ihres Aussehens oder ihrer Religion zu diskriminieren. Zusammenfassend geht es um den Abbau von Stereotypisierung und Zuschreibungen sowie um den langfristigen und nachhaltigen Aufbau eines transkulturellen Dialogs, der muslimische Stimmen sowie Perspektiven erfragt und einbezieht.

10.3 Abschließende Reflexion und Zusammenfassung

In diesem Buch wird die Reflexion und v.a. Selbstreflexion wiederholt als wichtiges Mittel für die Entwicklung einer transkulturellen Sensibilität im therapeutischen Setting benannt. Daher darf an dieser Stelle die Selbstreflexion der Autorin und des Autors nicht fehlen. Als Forschende lässt man stets seine eigene Meinung und Ansicht in den Text miteinfließen. Auch wenn eine möglichst objektive Haltung gewünscht ist, so bleibt sie immer vom subjektiven Blickwinkel geprägt (Fent, 2022). Ein Ausschluss dieser Einsicht kann zur Folge haben, dass Eigenes unbewusst und unbeabsichtigt Einfluss auf die wissenschaftliche Auseinandersetzung nimmt. Da wir, wie im Vorwort beschrieben, beide eine Migrationsgeschichte haben, fließen unsere individuellen Erfahrungen und Haltungen mit ein. Gleichzeitig sind andere Erfahrungen zunächst einmal dadurch weniger vertreten.

Der Beginn solch einer wissenschaftlichen Arbeit ist bereits beeinflusst von den Begrifflichkeiten, die zur Recherche in die jeweilige Suchmaschine eingegeben werden: Interkulturalität, Transkulturalität, Multikulturalität, Kultursensibilität, Kulturdialog, Migration und Gesundheit, Migrationshintergrund, Migrationsgeschichte. Die Wirkungsweisen von Sprache wurden bereits in der Einführung dieses Buchs hervorgehoben. An dieser Stelle werden sie entscheidend. Die Begriffe sind nicht als Synonyme zu verstehen, sondern drücken ein unterschiedliches Verständnis von Kultur, Gesellschaft und Migration aus. Werden in einem Titel Migration und Gesundheit gegenübergestellt, stellt sich die Frage, welche Annahmen damit an die Lesenden herangetragen werden. Ist Migration etwas, was die Gesundheit beeinträchtigen kann?

Bereits im Buchtitel steckt eine deutliche Verallgemeinerung: Mit der Bezeichnung »arabische« Migrationsgeschichte behaupten wir etwas, das wir dann im Verlauf der ersten Kapitel aufschlüsseln und als unvollständig erklären. Dennoch fassen wir 24 Länder zusammen und treffen allgemeine Aussagen über sie und ihre Bürger*innen. Auch steckt eine Spur von Othering im Titel, da eine bestimmte Menschengruppe als »anders« markiert wird. Auf der anderen Seite gibt es auch Unterschiede in Form von kulturellen Prägungen und Hörgewohnheiten, die als solche benannt und untersucht werden müssen. Mit der Benennung geht eine unvermeidbare Verallgemeinerung einher, die eine stets zu reflektierende Spannung zwischen Behauptung und Wirklichkeit abverlangt. Gerade im Aushalten dieser Spannungen, ohne zu (ver-)urteilen, liegt die Herausforderung, die ebenfalls dem transkulturellen Raum innewohnt; ein Aushalten verschiedener, mannigfaltiger Bezüge, Identitäten und Zugehörigkeiten, die aber auch untereinander im Kontrast stehen können, manchmal sogar unvereinbar zu sein scheinen. Denn wie im Innerpsychischen, im Bewussten, aber auch im Vor- und Unbewussten kann Gegensätzliches, selbst sich Ausschließendes nebeneinander existieren, sei es in Form von Gefühlen, Überzeugungen oder Erinnerungen.

Betrachtet man die Entstehung dieses Buchs aus einem distanzierten Blickwinkel, spiegelt unsere Zusammenarbeit an sich ebenfalls die Auseinandersetzung mit einem transkulturellen Raum wider. Wir haben

Gemeinsamkeiten, aber eben auch Aspekte, die uns unterscheiden. Als in der ersten Generation Immigrierter und als in der zweiten Generation in Deutschland Lebende haben wir uns in der inhaltlichen Auseinandersetzung ergänzt und gegenseitig angeregt. Gleichzeitig gab es auch sprachliche und wissenschaftliche Unterschiede bzgl. jeweiliger Vorerfahrungen sowie Voraussetzungen. Da es sich zusätzlich für uns beide um die erste Verfassung eines Buchs handelte, war der Schreibprozess an einigen Stellen sehr herausfordernd. Aber durch das Sprechen sowie Besprechen zu zweit und in Supervision gelang uns immer wieder das Herstellen einer Balance und gleichzeitig das bessere Aushalten von dem, was in Dysbalance verbleiben musste. Was uns durchgehend verband und vielleicht sogar uns dem Buch verpflichtet fühlen ließ, war das Thema, marginalisierte Stimmen hörbar zu machen. Weil wir uns zu ihnen zugehörig fühlen, aber und auch weil wir uns gleichzeitig in einer privilegierten Position befinden, aus der heraus ein Hörbarmachen möglich ist.

Mit Blick auf die in Kapitel 1.1 formulierte Zielsetzung zeigen sich in diesem Buch Wege, wie durch die Auseinandersetzung mit transkulturellen Inhalten eine kultursensible Musiktherapie ermöglicht und damit für Klient*innen mit arabischer Migrationsgeschichte eine bestmögliche Behandlung bereitgestellt werden kann. Zusammenfassend ergeben sich für Musik- bzw. Psychotherapeut*innen auf Basis unserer inhaltlichen Auseinandersetzung fünf Sphären für die Entwicklung von transkultureller Sensibilität:

1. theoretische Auseinandersetzung mit Grundlagenwissen und Konstrukten im Rahmen von Migration in Hinblick auf Diskriminierung, Kulturbegriff sowie Belastung und Ressourcen
2. Selbstreflexion eigener kultureller Prägungen sowie Hörgewohnheiten und -erfahrungen; Beleuchten der eigenen Vorannahmen vor dem Hintergrund von Migration
3. Auseinandersetzung mit kulturellen Prägungen der Klient*innen eingeschlossen ihrer Hörgewohnheiten und -erfahrungen sowie damit zusammenhängenden psychodynamischen Wirkweisen
4. Erarbeitung von Methoden und Handlungsmöglichkeiten in Hinblick auf Annäherung und auch Konflikte in Sprache und Musik
5. Entwicklung einer therapeutischen Haltung, die auf transkultureller Sensibilität basiert und einen Beitrag zur Gleichberechtigung in Deutschland leistet

Diese Sphären bilden eine erste Annäherung ab ohne Anspruch auf Vollständigkeit. Sie überlappen sich und fließen ineinander über. Je nach Klientel stehen manche Sphären stärker im Vordergrund. Im Hinblick auf Klient*innen mit arabischer Migrationsgeschichte stand sowohl die Auseinandersetzung mit dem Islam, den damit zusammenhängenden Musikformen und dem »Musikverbot« als auch die Einführung in klassische arabische Musik im Fokus. Darüber hinaus spielte die Einbindung kollektivistischer Familien- und Gesellschaftsstrukturen sowie die Integration arabischer Musikelemente in die Therapie eine große Rolle.

Angesichts der Relevanz dieser Thematik stellt dieses Buch einen Baustein innerhalb eines größeren Gebildes dar, den es weiter zu betrachten und zu entwickeln gilt. Es zeigen sich noch offene Fragestellungen, die es zu erforschen gilt. In zukünftigen wissenschaftlichen Vorhaben sollten verstärkt weitere theoretische und praktische Bezüge zwischen musiktherapeutischer Arbeit und transkulturellen Prozessen hergestellt werden. Dabei sollte auf eine Zusammenarbeit mit Fachleuten aus verschiedenen kulturellen Kontexten geachtet werden, um den Austausch von Wissen und Erfahrungen zu fördern und neue Perspektiven zu eröffnen. Weitere Bereiche könnten zur Auseinandersetzung hinzugezogen werden, wie der Kinder- und Jugendbereich, die Neonatologie, Gerontopsychiatrie und therapeutische Arbeit mit Menschen mit Behinderung. Ein zusätzlicher zukünftiger Schwerpunkt sollte die Weiterentwicklung und Implementierung von transkulturellen Therapieansätzen in der Aus- und Weiterbildung von Musik- bzw. Psychotherapeut*innen sein.

Schließlich lässt sich zusammenfassen, dass transkulturelle Bildung und die Entwicklung einer kultursensiblen Haltung zu den wesentlichen Aufgaben aller Therapeut*innen gehören, denn letztlich ist jede Musik- bzw. Psychotherapie transkulturell. Die Sensibilisierung des Gesundheitswesens und die Etablierung eines vielseitigen sowie ressourcenorientierten Blicks auf Migration gehören ebenfalls zu den Pfeilern einer gleichberechtigten und chancengleichen Teilhabe an der Gesellschaft für Menschen mit Migrationsgeschichte.

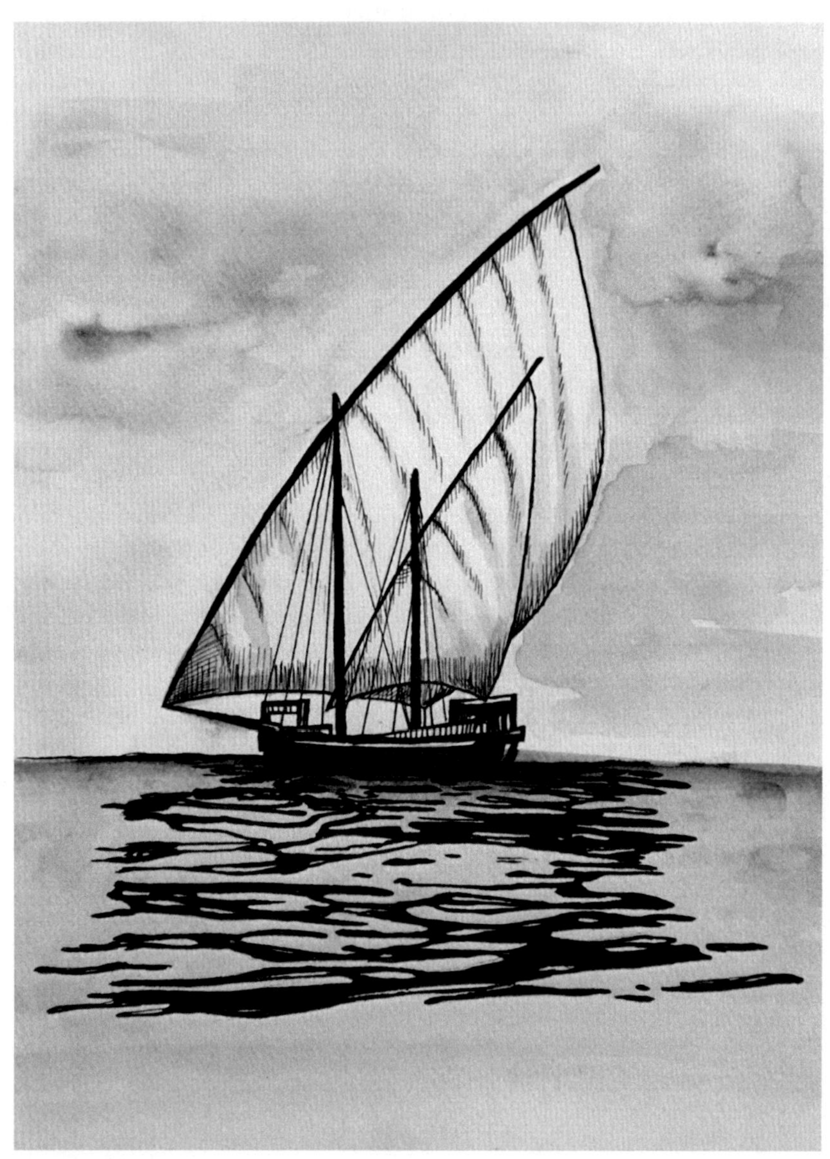

Repertoiresammlung

Mahmoud Said

Diese Repertoiresammlung dient zur Unterstützung, um sich mit arabischen Musikformen vertraut zu machen und sie in ihrer Vielfalt erfassen zu können. Insgesamt liegen vier Arten von Material vor: Hörbeispiele in Form von YouTube-Links (via QR-Codes), Noten und Texte zu Liedern, Notenbeispiele zu einzelnen Maqamat und eine Tabelle mit Namen von Künstler*innen. Dabei ist die Sammlung in sieben Kategorien aufgeteilt: 1. Religiöse Musik, 2. Arabische Tonskalen: Maqamat, 3. Arabische Rhythmen: *Iqa'at*, 4. Berühmte *Taksim*-Spieler auf arabischen Musikinstrumenten, 5. Arabische *Tarab*-Konzerte, 6. Volkslieder, 7. Berühmte Sänger*innen seit den 1960ern.

Kapitel 3, 4 und 8 in diesem Buch setzen sich intensiv mit verschiedenen arabischen und islamischen Musikformen auseinander. Die dort aufgeführten Beispiele sind hier mit dem entsprechenden Material verlinkt. Stellenweise gibt es zusätzliche YouTube-Links, die keine Verlinkung zu den Kapiteln haben und als Erweiterung dienen. Die Tabelle mit Namen von Künstler*innen hat ebenfalls keine Verlinkung und dient zur eigenen Exploration. Grundsätzlich gilt es zu beachten, dass YouTube-Links mit der Zeit ablaufen können, sodass dann auf die jeweiligen Suchbegriffe zurückgegriffen werden muss.

1 Religiöse Musik

1.1 *Talaa albadru alaina* (»Seht, wie der Vollmond uns scheint«)

Das erste islamische Lied entstand 622 in Medina bei der Ankunft des Propheten Mohammad. Es gilt als eines der berühmtesten muslimischen Lieder. Muslim*innen singen es gern und dies nicht nur am Geburtstag des

Propheten. Ein Videobeispiel für dieses Lied ist vom englischen Sänger Cat Stevens/Yusuf (QR-Code 1), ein anderes ist ein Livekonzert 2015 in Sydney zum Geburtstag des Propheten (QR-Code 2).

ta la al ba d ro a la ye na min sa ne ya ta el wa da
a wa ga ba sho kr ro a la ye na ma da a a le lla_ hi_ da

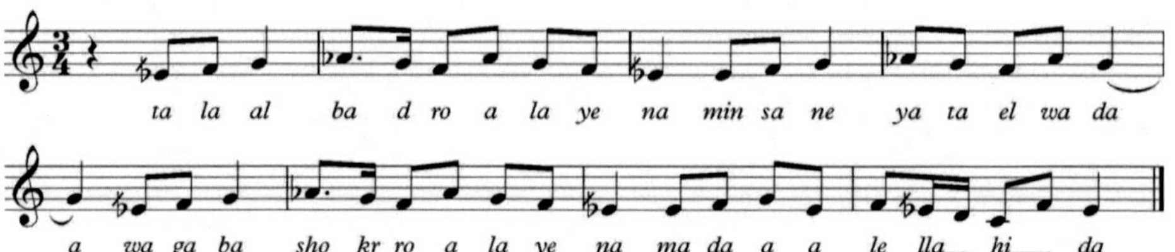

NB 6: *Talaa albadru alaina*. Übers. des Liedtexts: Seht, wie der Vollmond uns scheint / Über dem Dunkel der Welt. / Wie uns die Dankbarkeit eint, Wie es Allah wohl gefällt. / Du bist uns Sonne und Vollmond, Du bist uns Licht über Licht, / Du bist der Stern, der uns leuchtet, Liebster, du, unser Prophet.

1.2 Adhan

Der Adhan, der in den arabisch-muslimischen Ländern fünfmal täglich in verschiedenen Maqamat rezitiert wird, besteht aus bestimmten Aussagen, die den muslimischen Glauben bekräftigen und Gläubige zum Gebet aufrufen. Seine melodische Rezitation kann eine emotionale und spirituelle Bereicherung für Muslim*innen darstellen und hat eine kulturelle Bedeutung. Ein Hörbeispiel hier ist der Gebetsruf im Islam *(Azan)* im Maqam *Kurd* (QR-Code 3), ein zweites von Mishary Rashid im Maqam *Higaz* (QR-Code 4). Eine Übersetzung des Adhans lautet: (Gott bzw. Gottheit) ist größer (größer als alles und mit nichts vergleichbar) / Ich bezeuge, dass es keine Gottheit gibt außer Gott, Ich bezeuge, dass Mohammed Gottes Gesandter ist. Eilt zum Gebet, Eilt zur Seligkeit (Heil/Erfolg). Gott ist größer. Es gibt keine Gottheit außer Gott.

QR-Code 1

QR-Code 2

QR-Code 3

QR-Code 4

QR-Code 5

1.3 Koranrezitation

Die Rezitation des Korans mit schöner Stimme *Tilawa* ist für Muslim*innen eine bedeutende spirituelle Praxis, die ihnen dabei hilft, eine tiefere Verbindung zu Gott zu erreichen und inneren Frieden zu finden. Viele Muslim*innen berichten, dass die Koranrezitation eine beruhigende Wirkung hat und ihnen Ruhe und Trost spendet. Beispiele in verschiedenen Maqamat sind: *Quran Surah 1 Al-Fatihah* (mit dt. Übers.: QR-Code 5), *Quran Surah 55 Ar-Rahman* (mit dt. Übers.: QR-Code 6), Umm Kulthum mit *Quran Kareem* (QR-Code 7), *Haijah* von Maria Ulfah (QR-Code 8). Das letzte Beispiel zeigt eine Koranrezitatorin aus Indonesien. Sie gewann einen bedeutenden internationalen Koranrezitationspreis in Malaysia und ist damit die erste Frau, die solch einen Preis jemals gewann.

Ayat al-Shifa (»Heilende Verse des Korans«) sind eine Sammlung von gesprochenen Koranversen, die von Muslim*innen zur Heilung von oder zum Schutz vor Krankheiten rezitiert werden. Beispiel: QR-Code 9.

1.4 *Takbirat al Eid* (Gebetsrufe des Fests) und *Haddsch Talbiya* (Pilgerfahrt-Folgeleistung)

Beim *Takbirat al Eid*, das dem Ramadan-Gebet zum Fastenbrechen vorausgeht, werden die Worte *Allahu Akbar* (»Gott ist größer«) wiederholt, sowie Worte der Dankbarkeit und Anbetung hinzugefügt. Die Gesänge beginnen in der Regel in der letzten Nacht des Ramadans und werden bei Sonnenaufgang des nächsten Tages fortgesetzt. Hier zwei Beispiele für das *Takbirat al Eid* aus verschiedenen Ländern: QR-Code 10; QR-Code 11.

Die *Talbiya*, eine Folgeleistung oder Befolgung, ist ein Ausruf muslimischer Pilger*innen während der Haddsch (Pilgerfahrt). Gläubige rezitieren die Worte *Labbaik Allahumma labbaik* (»Hier bin ich, oh Gott, hier bin

QR-Code 6

QR-Code 7

QR-Code 8

QR-Code 9

QR-Code 10

QR-Code 11

ich«) in einer melodischen Art und Weise, um ihre Hingabe und Demut zu demonstrieren. Beispiele: QR-Code 12 und QR-Code 13.

1.5 *Inshad Dini* (religiös Gesänge) und *Ibtihalat* (Bittgesänge)

Inshad Dini bezieht sich auf religiöse Gesänge im Islam, die dazu dienen, spirituelle Botschaften zu vermitteln und Gläubige zu inspirieren. *Ibtihalat* bilden darin eine spezifische Kategorie und werden von einem *Munshid* gesungen. Sie beinhalten Bitten und Gebete an Gott, spielen für die Entstehung einer spirituellen Verbindung eine wichtige Rolle, betonen oft die Liebe und Hingabe zu Gott und können sehr emotional und ergreifend sein. Hier drei Beispiele von bekannten *Munshids*: Scheich El Naqshabandi (QR-Code 14), Mohammed Alhelbawy (QR-Code 15) und Hassan Moreeb (QR-Code 16).

1.6 Sufi-Musik

Die Sufi-Musik ist oft eine Kombination aus Gesang, Instrumentalmusik und Tanz, die auf den Lehren des Sufismus beruht und der die Suche nach Gott zugrunde liegt. Die Texte der Lieder und Gedichte können auf Arabisch, Persisch oder in anderen Sprachen verfasst sein. Die Sufi-Musik wird oft im Rahmen von Zeremonien und Versammlungen aufgeführt, bei denen Gläubige eine spirituelle Erfahrung machen und ihre Verbindung zu Gott vertiefen. Beispiele: die marokkanische Band Ibn arabi mit *araft Al Hawa* (Ich

QR-Code 12 QR-Code 13 QR-Code 14 QR-Code 15 QR-Code 16

QR-Code 17 QR-Code 18 QR-Code 19 QR-Code 20 QR-Code 21

kenne nur die Liebe; QR-Code 17), die deutsch-ägyptische Band Cairo Steps feat. Sheikh Ehab Youni mit *Yamaleka Qadri* (Oh Herr des Schicksals; QR-Code 18), das Almarashli Ensemble aus Syrien mit *Talama ashko gharami* (QR-Code 19), *Wasla zkir* (QR-Code 20) und *YA Jamal al Wujood* (QR-Code 21) sowie Hamza Shakkur und das Ensemble Al Kindi (QR-Code 22).

2 Arabische Tonskalen: Maqamat

Maqamat bilden die Grundlage für die Improvisation und Interpretation arabischer Musik. Es gibt viele verschiedene Maqamat, die jeweils ihre eigenen charakteristischen Merkmale haben. Einige sind mit Vierteltönen gestaltet, andere wiederum ohne. Letztere können auch auf »westlichen« Instrumenten gespielt werden. Es folgen einige der beliebtesten und bekanntesten Maqamat, die in den jeweiligen *Taqsim*-Improvisationen (QR-Codes 23–29) die Haupttonart bilden.

2.1 Maqamat mit Viertelton

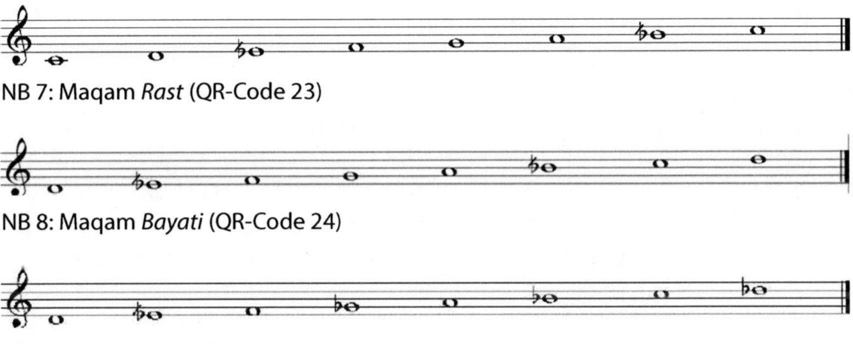

NB 7: Maqam *Rast* (QR-Code 23)

NB 8: Maqam *Bayati* (QR-Code 24)

NB 9: Maqam *Saba* (QR-Code 25)

QR-Code 22 QR-Code 23 QR-Code 24 QR-Code 25

2.2 Maqamat ohne Viertelton

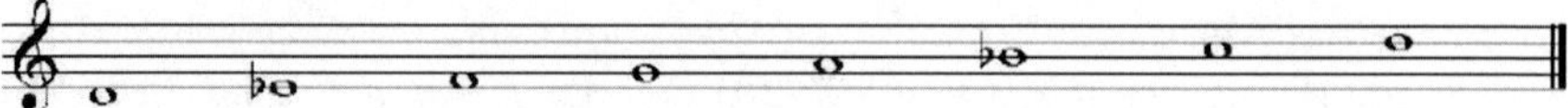

NB 10: Maqam *Kurd* (QR-Code 26)

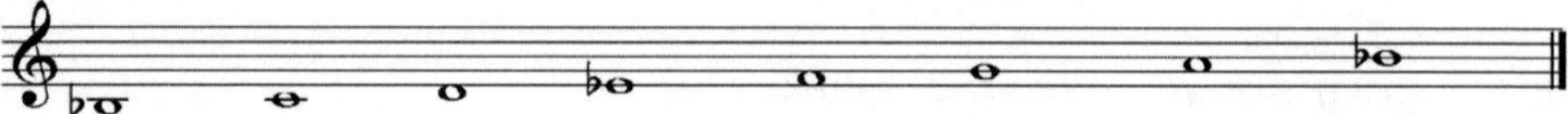

NB 11: Maqam *Ajam, Taqasim Ajam/Talaa min beit abouha* (QR-Code 27)

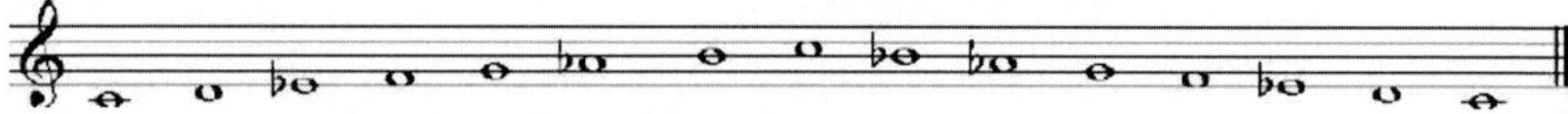

NB 12: Maqam *Nahawand* (QR-Code 28)

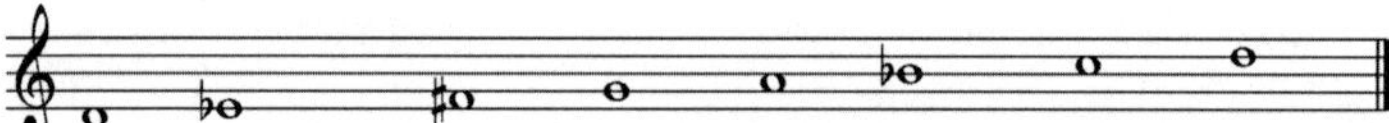

NB 13: Maqam *Higaz* (QR-Code 29)

3 Arabische Rhythmen: *Iqa'at*

Die arabischen Rhythmen *Iqa'at* haben ein prägnantes und markantes Grundskelett, das aus zwei Bausteinen besteht: *Dum* und *Tak*. *Dum* ist ein allgemeiner Begriff für den basslastigen und anhaltenden Klang, der erzeugt wird, wenn die Trommel näher an der Mitte angeschlagen wird. Während *Tak* ein allgemeiner Begriff für den scharfen und trockenen Klang ist, der entsteht, wenn die Trommel seitlich am Rand entlang angeschlagen wird. In den folgenden Beispielen steht D für *Dum*, s für Pause und T für *Tak*.

QR-Code 26

QR-Code 27

QR-Code 28

QR-Code 29

QR-Code 30

3.1 *Iqa'at* Darstellungen

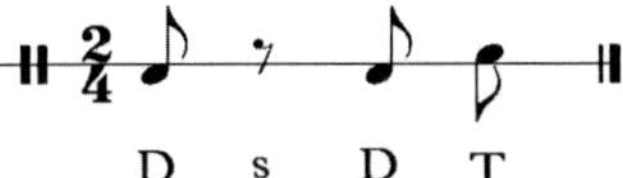

NB 14: *Iqa Ayoub* (QR-Code 30)

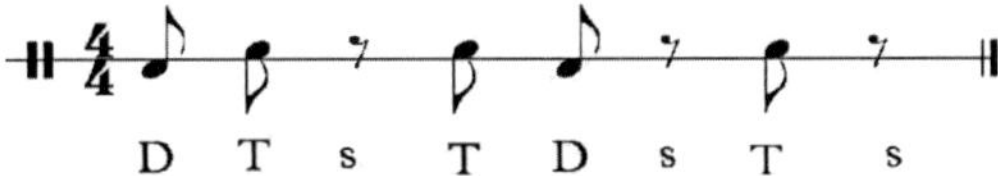

NB 15: *Iqa Maqsum* (QR-Code 31)

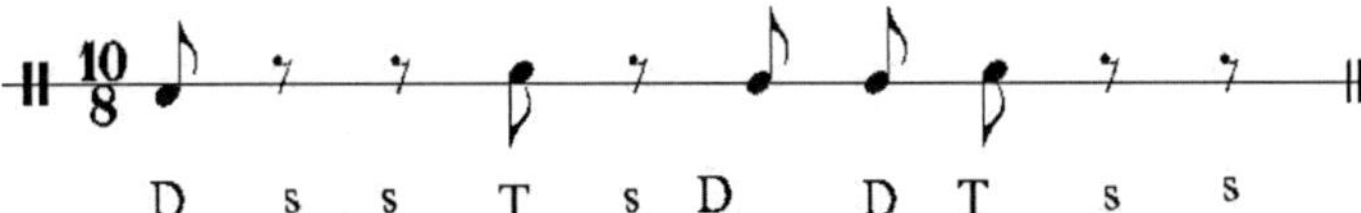

NB 16: *Iqa Samai Thaqil* (QR-Code 32)

3.2 *Iqa'at* Erklärung

Eine leicht verständliche Erklärung gebräuchlicher arabischer *Iqa'at* findet sich hier: QR-Code 33 *(Top 20 belly dance Rhythms).*

3.3 Darabukka/*Tabla Iqa'at*

Eine Auswahl an arabischer Perkussionsmusik stellen folgende drei Beispiele dar: *Tabla of Said* (QR-Code 34), *Tabla Maa Tabla* (QR-Code 35), *Afrah Al Tabla* (QR-Code 36).

QR-Code 31

QR-Code 32

QR-Code 33

QR-Code 34

QR-Code 35

QR-Code 36

3.4 *Iqa'at* ohne Verzierungen

Iqa'at werden manchmal auch »pur«, also ohne Verzierungen verwendet, wie z. B. in der Sufi-Musik. Ein Beispiel hierfür ist: *Percussion Ensemble with Sufi Music* (QR-Code 37).

4 Berühmte *Taqsim*-Spieler auf arabischen Musikinstrumenten

Taqsim ist ein wichtiger Bestandteil der arabischen Musiktradition und ein Ausdruck von Kreativität, Virtuosität und musikalischer Freiheit. Es bildet häufig den Höhepunkt einer musikalischen Darbietung und erfordert ein hohes Maß an technischer Fähigkeit und kreativer Improvisation. Als beliebter Ansatz ermöglichen *Taqasim* eine intensive Verbindung zum Publikum und versetzen dieses in einen *Tarab*-Zustand der Ergriffenheit. In den folgenden Beispielen sind berühmte Taksim-Spieler auf verschiedenen arabischen Instrumenten wie der Oud, der Kanun, der Nay oder der *Kamanja* (Violine) zu hören:

- *Kamanja*: Abdu Daghir (1936–2021) war ein ägyptischer Geiger und ist als *Malik At-Taqasim* (»Meister der Improvisation«) bekannt. Er besaß eine Fülle von Musik in seinem Repertoire, obwohl er Analphabet war (QR-Code 38; QR-Code 39).
- Oud: Simon Shaheen (*1955) ist ein palästinensischer Musiker und ein bekannter Komponist. Seine Hauptinstrumente sind die Oud und die *Kamanja* (QR-Code 40; QR-Code 41).
- Nay: Mahmoud Effat (1935–1994), als Nay-Veteran bekannt, war lange Zeit Solo-Mitglied des Diamond Orchestra (Ägypten). Seine Improvisation gilt als eine der schönsten *Taqsim* für Nay (QR-Code 42; QR-Code 43).

QR-Code 37

QR-Code 38

QR-Code 39

QR-Code 40

QR-Code 41

- Oud: Naseer Shamma (*1963) ist ein irakischer Oud-Spieler, der mit vielen Preisen ausgezeichnet wurde. Er schafft einen besonderen Oud-Klang und verwendet eine virtuose Technik (QR-Code 44).
- Kanun: Mohammed Abdou Saleh (1916–1970) ist einer der berühmtesten ägyptischen Kanun-Spieler. Er war bereits 1937 festes Mitglied des Umm Kulthum-Orchesters (QR-Code 45).

5 *Tarab*-Konzerte

Tarab-Konzerte sind traditionelle arabische Musikveranstaltungen, bei denen Zuhörer*innen durch Musik in einen Zustand ekstatischer Freude und emotionaler Intensität versetzt werden sollen. Das Wort *tarab* bedeutet »musikalische Ekstase« und meint einen Gefühlszustand voller Ergriffenheit und Begeisterung, der oftmals durch Rufe wie *Allah* (»Oh Gott«), *ya Salam* (»Oh Friede«) sowie durch Klatschen, Pfeifen oder Kopfschütteln ausgedrückt wird.

Während des Konzerts streben die Musiker*innen danach, ihre Zuhörer*innen mit der Schönheit und Intensität ihrer Musik zu berühren und sie in einen *Tarab*-Zustand zu versetzen. Dabei geht es darum, eine Art emotionale Resonanz mit ihnen zu erzeugen, indem man sie durch die Musik auf eine Reise mitnimmt und ihnen ermöglicht, sich in der Musik zu verlieren und sich mit anderen Zuhörer*innen und Musiker*innen zu verbinden. Das Besondere an dieser Art von Konzerten ist die Kommunikation und Interaktion zwischen Publikum und Musiker*innen. Beispiele: das Nationale Arabische Orchester (QR-Code 46; QR-Code 47), Abdo Dagher Orchester (QR-Code 48), Umm Kulthum Orchester (QR-Code 49; QR-Code 50).

QR-Code 42

QR-Code 43

QR-Code 44

QR-Code 45

QR-Code 46

6 Arabische Volkslieder

Arabische Volkslieder sind ein wichtiger Teil der arabischen Musiktraditionen. Sie wurden oft mündlich von Generation zu Generation weitergegeben. Viele erzählen Geschichten über Liebe, Freundschaft, Freiheit und den Alltag der Menschen. Die nächsten Hörbeispiele sind alle bekannte arabische Volkslieder aus verschiedenen arabischsprachigen Ländern.

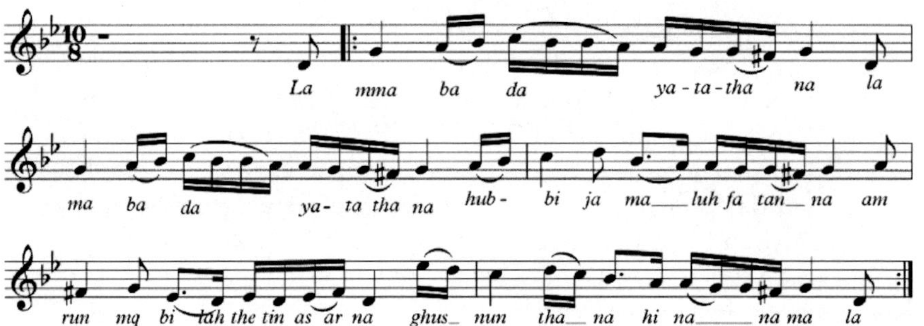

NB 17: *Lamma Bada yatathanna* (»Als sie sich wiegte«; QR-Code 51). Übers. des Liedtexts: Als sie sich wiegte, als sie sich wiegte, meine Liebe, uns mit ihrer Schönheit bezauberte. Ein Moment, ein Augenblick, hielt uns gefangen, als sie sich wiegte wie ein Halm.

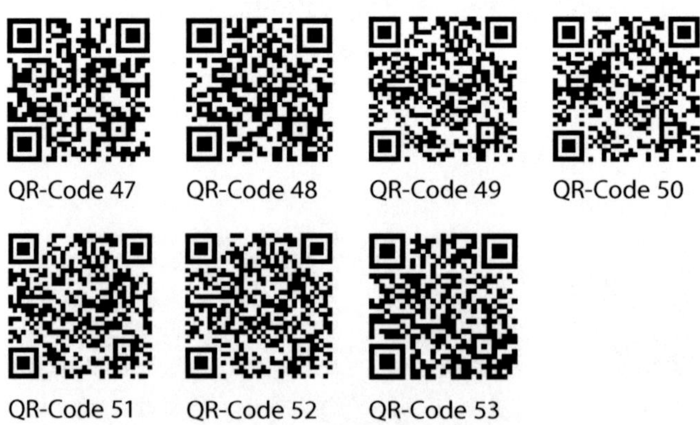

el he le wa di ä a mit te e gen fi el ba de ri iy ya wel di ik be yed den
ku ku ku ku fi il fa ge ri iy ya yal lah bi na ä la bab a al lah ya sa
nai ey__ ya ye eg al sa a ba ha k sa ba he le kher ya se ta a te i ya

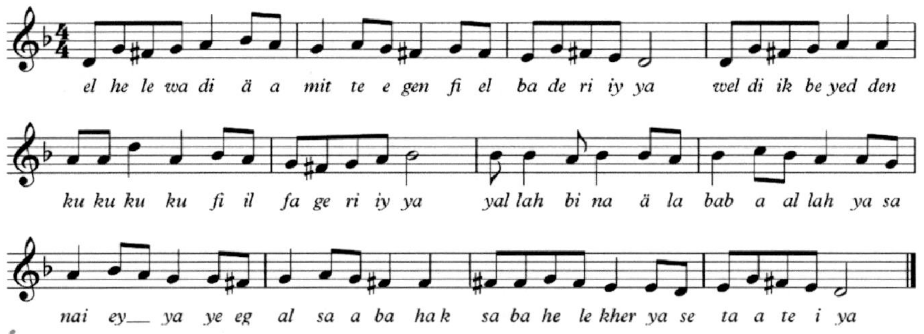

NB 18: *Elhelwa di* (»Diese Schöne«; von Fatma Said: QR-Code 52). Übers. des Liedtexts: Diese schöne Frau stand auf, um frühmorgens ihren Teig zuzubereiten, Und der Hahn krähte bei Sonnenaufgang. Lasst uns hingehen und unseren Lebensunterhalt um Gottes willen verdienen. Herr Atiyah, ich wünsche Ihnen einen guten Morgen, also lasst uns aufstehen.

tel et ya ma_____ hla__ nou____ rha sham sesh sham mou_____ ssi____
___ ya la bi na nem_ laa____ we neh le__ b la ba__ nel ja__ mou______ si

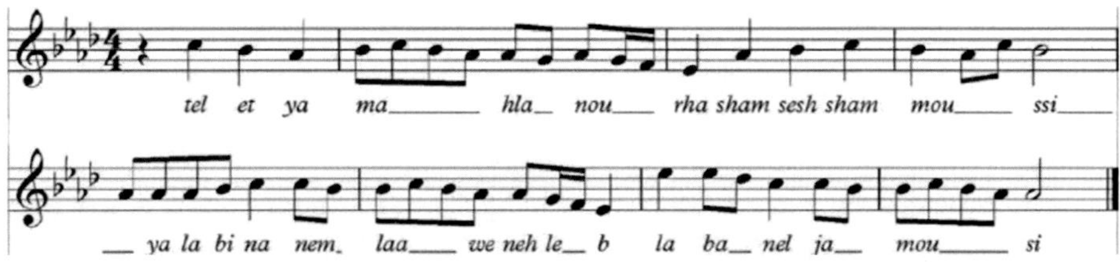

NB 19: *Teleet Ya Mahla Nourha* (»Die Sonne geht auf«; QR-Code 53). Das Lied wird dem ägyptischen Komponisten Sayed Darwish (1892–1923) zugeschrieben. Übers. des Liedtexts: Die Sonne geht auf, welch herrliches Licht von ihr. Lasst uns den Wasserkessel füllen und die Kuh melken. / Nach dieser Einleitung beginnt eine romantische Liebesgeschichte.

7 Berühmte Sänger*innen seit den 1960ern

In der Tabelle sind die berühmtesten Sänger*innen und einige ihrer Lieder zusammengefasst. Es ist eine Übersicht zeitloser Klassiker bis hin zu aktuellen »Top-Hit-Songs« aus verschiedenen arabischen Ländern. Auf bspw. Spotify oder YouTube sind durch Eingabe von Namen und Lied die zugehörigen Aufnahmen leicht zu finden.

Künstler*innen	Nationalität	Bekannteste Lieder		
		1	2	3
Abadi Al-Jowhar	Saudi-Arabien	Teebt asaal	Shoft Elwahm	Hobbak Sama
Abdel Halim Hafez	Ägypten	Ahwak	Sawah	Awel Mara Teheb
Amr Diab	Ägypten	Nour El Ain	Ana Ayesh	Amarain
Assala Nasri	Syrien	Ya Magnon	Aktar	Khanat Elzekrayat
Autostrad Band	Jordanien	Ya Weel	Istana Shwai	Orkod al Gym
Cairokee Band	Ägypten	Ana Negm	El medan	Etgannen
Cheb Khaled	Algerien	Didi	Aisha	Abdul Qadir
Cheb Mami	Algerien	Douha Alia	Maandi	Bledi
Elissa	Libanon	Aa Baly Habibi	Khod Balak Alaya	Ajmal Ihsas
Farid el Atrach	Syrien	Ya Zahratan Fi Khayali	Wayak	Gamil Gamal
Fairuz	Libanon	Bent El Shalabiya	Sahar Ellayaly	Ana La Habibi
Ghalia Benali	Tunesien	Hayamatni	Crystal Tear	Qadheet Hayati
Hussein Aljasmy	Vereinigte Arabische Emirate	Bahebbek Wahashtiny	Faqadtak	Wallah Ma Yeswa
Majida Alroumi	Libanon	Kon Sadiki	Kalimat	Aynak
Mashrou Laila Band	Libanon	Fasateen	Raksit Laila	Lil Watan
Mohammed Abdu	Saudi-Arabien	El Amaken	Bent Elnour	Mozhela
Mohammed Mounir	Ägypten	Madad Ya Rasol	Lamma El Nasim	Aly Sotak
Mostafa Amar	Ägypten	Bahebak	Monaya	Men Gheirak
Nancy Ajram	Libanon	Ehsas Geded	Fi Hagat	Enta Eyh
Saad Lamjarred	Marokko	L Mallem	Ghaltana	Ensay

Samira Said	Marokko	Aalbal	Hawa Hawa	Dahakteny
Sayed Darwish	Ägypten	Elhelwa di	Zourouni	Aho da Elli Sar
Sherine Abdel Wahab	Ägypten	Mashaaer	Hobo Ganna	Keda Ya Alby
Tamer Hosny	Ägypten	Omry Ebtada	Nor Ainy	Eish besho'ak
Umm Kulthum	Ägypten	Alf Leila wa Leila	Enta Omry	Amal Hayati
Wadih Alsafi	Libanon	Dar Ya Dar	Loubnan	aw Yadry Alhawa
Wael Kfoury	Libanon	Bahebak Ana	Omri Kellou	Bihinn
Yasmine Hamdan	Libanon	Deny	Aleb	Balad

»Musikverbot« im Islam

Ein Interview mit einem muslimischen Gelehrten

Mahmoud Said

Auf der Suche nach klaren und zeitgemäßen Antworten auf meine Fragen zum »Musikverbot« im Islam, war es mir im Rahmen meiner Masterarbeit »Musiktherapie mit Migrant:innen aus dem arabischen Kulturraum in Deutschland« möglich, im Juli 2019 zwei Interviews im *Dar al-Ifta* zu führen. *Dar al-Ifta* ist eine staatliche islamische Beratungs- und Justizbehörde, die 1895 als Zentrum für den Islam und die islamische Rechtsforschung in Ägypten gegründet wurde. Sie bietet Muslim*innen religiöse Führung und Beratung durch die Herausgabe von Fatwas zu alltäglichen und zeitgenössischen Fragen. Eine Fatwa ist eine von einer muslimischen Autorität auf Anfrage erteilte Rechtsauskunft, die dem Zweck dient, ein religiöses oder rechtliches Problem zu klären, das unter Angehörigen des Islam aufgetreten ist. *Dar al-Ifta* stützt sich auf den Koran, Hadithe – Überlieferungen und Erzählungen der Aussprüche und Taten des Propheten Mohammed – und Präzedenzfälle islamischer Rechtsgelehrter im Laufe der Geschichte, um Fatwas zu Themen zu verfassen, die heutzutage für Muslim*innen relevant sind. Die Fatwas des *Dar al-Ifta* haben auf sunnitische Muslim*innen in Ägypten und auf der ganzen Welt Einfluss.

Am 24. und 30.07.2019 habe ich in Kairo das folgende Interview auf Arabisch geführt. Allerdings war mir die Aufzeichnung dieser Gespräche streng untersagt. Während des Gesprächs durfte ich aber in Stichpunkten aufschreiben, was der interviewte Gelehrte sagte. Daher konnte ich das mündliche Interview nur in meiner eigenen Zusammenfassung – Arabisch zu Deutsch – dokumentieren. Es ist mir aber ausdrücklich gestattet worden, die Aussagen zu verwenden. Die Antworten geben nicht die persönliche Rechtsauffassung des Interviewten wieder, sondern stellen Fatwas dar, über die in dieser Institution beraten wurde und die gemeinsam erlassen worden sind, um auch für die Zukunft Rechtssicherheit zu gewährleisten.

Mit dem Erinnerungsprotokoll als Primärquelle soll den Lesenden ermöglicht werden, sich selbst ein unmittelbares Bild zu zentralen Fragen des Musikgebrauchs im Islam zu machen und so ein besseres Verständnis für dieses sensible Thema zu entwickeln. Mittlerweile findet sich auf der Homepage des *Dar al-Ifta* eine Fatwa zum Thema »Musikverbot«. Es ist die Fatwa Nr. 1899 und sie steht u. a. in englischer und in arabischer Sprache zur Verfügung.[52]

Was ist die islamische Auffassung oder Fatwa zu Musik und Gesang? Gibt es ein »Musikverbot« im Islam?

Musik und Gesang waren von Gott nie verboten. Sie sind Teil der schönsten Schöpfungen. Solange sie die Menschen nicht dazu auffordern oder sie ermutigen, Sünden zu begehen, ist die Musik halal – erlaubt. Musik ist nicht per se verboten, die Art und Weise, wie sie in bestimmten Fällen verwendet wird, ist entscheidend. Es liegt an uns, sie zu gebrauchen oder zu missbrauchen.

Wenn Sie sich z. B. beim Spielen mit Ihren Kindern vergnügen und darüber vergessen zu beten, dann begehen Sie eine Sünde, aber es ist deshalb nicht verboten mit Ihren Kindern zu spielen. Wenn es Ihnen Spaß macht, Gitarre zu spielen, und Sie darüber vergessen, die Gebete rechtzeitig auszuführen, dann begehen Sie eine Sünde, aber es macht nicht das Gitarrenspiel zu etwas Verbotenem. Denken Sie an die Musik, wie Luft, wir können nicht das Atmen verbieten, weil jemand um uns herum raucht.

Ein *Hadith* besagt, dass der Prophet seine Frau Aisha gefragt hatte, ob sie zum Anlass einer Hochzeit Sänger mitgeschickt hätte. Er meinte: »Die Ansar sind Leute, die Gedichte mögen. Du hättest jemanden mitschicken sollen, der singt.« Wenn es ein Musikverbot im Islam gibt, warum soll der Prophet so etwas zu seiner Frau sagen? Im Koran gibt es keinen Hinweis auf ein Musikverbot. Wir sollten uns daran erfreuen, so wie wir uns über alle anderen Dinge freuen. Falls jemand ein Lied singt, das zu Verderbtheit oder Fehlverhalten auffordert, dann wäre es eine Sünde, dieses Lied

52 https://www.dar-alifta.org/en/fatwa/details/6870/musical-instruments-in-islam; https://www.dar-alifta.org/ar/fatawa/11981/%D8%A7%D9%84%D8%AD%D9%83%D9%85-%D8%A7%D9%84%D8%B4%D8%B1%D8%B9%D9%8A-%D9%81%D9%8A-%D8%A7%D9%84%D9%85%D9%88%D8%B3%D9%8A%D9%82%D9%89.

absichtlich anzuhören, aber dies macht nicht jeden Gesang haram – verboten.

Gibt es Musik oder Gesang, die als haram bezeichnet werden?
Ja, es gibt viele Lieder, die wir heutzutage hören, die eher beunruhigend sind, oder Lieder, die Texte mit sexuellen Anspielungen enthalten oder etwas islamisch Unerwünschtes propagieren. Aber das macht nicht die Musik und den Gesang insgesamt haram, sondern nur diese speziellen Lieder, die unerwünscht sind und gemieden werden sollten. Auch Musik, die zu unmoralischen Veranstaltungen gehört, ist selbstverständlich haram.

Dürfen muslimische Eltern ihr Kind ein Musikinstrument erlernen lassen?
Warum nicht? Solange das Kind Freude daran hat und nichts haram damit macht und seine Gebete für Gott regelmäßig erbringt. Selbstverständlich müssen wir unsere Kinder und unsere Familien vor diesen schädlichen Liedern und Texten warnen, aber wir sollten nicht verbieten, was Gott nicht verboten hat. Gott sagt im Koran: »Sag: Wen gibt es, die Schönheit zu verbieten, die Gott für seine Geschöpfe hervorgebracht hat, und die guten Dinge unter den Mitteln der Versorgung?« (Sure *Al Aaraf* 7:32, zit. n. Asad, 2022).

*Warum glauben manche Muslim*innen, dass Musik haram ist?*
Die islamische Religion ist eine klare und strenge Religion, z. B. Alkohol zu trinken ist verboten, obwohl geringe Mengen davon auch nützlich sein können. Aber das Verbot diesbzgl. ist sehr klar im Koran beschrieben. In einigen islamischen Epochen war Musik mit Obszönität verbunden und auf dieser Grundlage verschärften einige muslimische Gelehrte das Verbot und betrachteten die gesamte Musik als haram. Die islamische Religion ist universell und passt zu allen Zeiten und sollte keine Bigotterie pflegen, der es an Beweiskraft mangelt.

Diejenigen, die Musik pauschal verbieten, verstehen weder den Islam (Hingabe) noch die elementaren Gaben, die Gott ihnen gegeben hat. Der am häufigsten angeführte Vers als Beweis, dass Musik und Gesang verboten sei, wird in Sure *Luqman* beschrieben: »Und unter den Menschen gibt es solche, die zerstreuende Unterhaltung vorziehen, um (Menschen) ohne Wissen von Allahs Weg hinweg in die Irre zu führen und, um damit Spott zu treiben. Solchen (Menschen) harrt eine schmähliche Strafe« (Sure *Luqman* 31:6, zit. n. Rassoul, 2009; daraus sind auch alle nachfolgenden

Koranzitate entnommen). Aufgrund der Äußerung »die zerstreuende Unterhaltung« haben diese Muslim*innen die Worte und Logik verdreht, um zum Schluss zu gelangen, dass hier Musik und Gesang angesprochen seien. Sie verstehen nicht den Sinn und die Bedeutung, die für jede*n aufrichtige*n Gläubige*n klar ersichtlich sind. Das Wort ist allgemeingültig. Die »zerstreuende Unterhaltung« kann jede Art von Unterhaltung sein, sie bezieht sich nicht zwangsläufig auf Gesang und Musik. Es gibt mehr ergötzende Unterhaltung, die die Menschen dazu auffordert, Gott ungehorsam zu sein, als Musik und Gesang. Gott hätte beide Worte benutzen können, um Musik oder Gesang zu verbieten, sowie Worte, die sich direkt und klar auf diese beiden Begriffe beziehen, wenn er es so gewollt hätte.

Manche Strömungen im Islam zählen auch dieses Hadith als wichtigen Beweis für das »Musikverbot«: »Wahrlich, in meiner Ummah *(Volk) wird es Leute geben, die* Al-Hir *(Ehebruch), die Seide (für Männer), den* Khamr *(Berauschendes-Alkohol) und die Musikinstrumente als erlaubt erachten.« Was sagen Sie dazu?*
Erstens, das ist ein *Hadith da'if* (als schwach eingeschätzt), das bedeutet, dass er fraglich ist. Wenn wir aber davon ausgehen, dass es sich um ein *Hadith sahih* (authentisch) handelt, dann schließen wir aus diesem *Hadith*, dass Musik verboten ist, aber *nur* wenn alle diese vier Bedingungen aufeinandertreffen. Das ist, was ich vorher mit unmoralischen Veranstaltungen gemeint habe.

*Was sagen Sie zu den Imam*innen, die Musik verbieten?*
Der Koran lehrt uns, dass Gott sehr verärgert über diejenigen ist, die irgendetwas verbieten, was im Koran nicht speziell verboten ist; Gott sagt im Koran: »Verwehrt hat Er euch nur das von selbst Verendete und Blut und Schweinefleisch und das, worüber ein anderer Name als Allahs angerufen worden ist. Wer aber genötigt wird, (davon zu essen) ohne die Gebote übertreten zu wollen und ohne das Maß zu überschreiten –, wahrlich, Allah ist dann Allverzeihend, Barmherzig und sagt nicht aufgrund der Falschheit eurer Zungen: Das ist erlaubt, und das ist verboten, so daß ihr eine Lüge gegen Allah erdichtet« (Sure *An Nahl* 16:115–116). Niemand, auch nicht der Prophet Muhammad, kann verbieten, was Gott nicht verboten hat.

Gott sagt auch »O Prophet! Warum verbietest du das, was Allah dir erlaubt hat, um nach der Zufriedenheit deiner Frauen zu trachten? Und

Allah ist Allvergebend, Barmherzig« (Sure *Al Tahrim* 66:1). Der Koran ist ausführlich, Gott hat uns im Koran gesagt, dass er uns genau beschrieben hat, was uns verboten wurde, wie z. B. »Warum solltet ihr denn nicht von dem essen, worüber Allahs Name ausgesprochen wurde, wo Er euch bereits erklärt hat, was Er euch verboten hat – das ausgenommen, wozu ihr gezwungen werdet? Und gewiss, viele führen mit ihren Gelüsten durch Mangel an Wissen zum Irrweg. Wahrlich, dein Herr kennt die Übertreter am besten« (Sure *Al An'am* 6:119).

Was ist die islamische Meinung oder Fatwa zur Musiktherapie?
Ich kann Ihnen mit dieser Frage leider kein Fatwa geben, da *Dar al-Ifta* keine Erklärung über dieses Thema abgegeben hat, aber die islamische Religion hat weder die Musik noch die Therapie verboten, sondern drängt umgekehrt zur Behandlung mit allen Mitteln und Methoden, z. B. Alkohol zu trinken ist verboten, aber wenn die Medizin mit Alkohol gemischt wird, ist sie halal, weil das Ziel in diesem Fall die Heilung ist.

Glossar

Adhan (أذان) ist der islamische Gebetsruf, der von einem Muezzin fünfmal täglich ausgerufen wird, um Muslim*innen zum Gebet aufzurufen. Er besteht aus spezifischen Worten und Sätzen, die Gläubige zu Anbetung und gemeinsamem Gebet einladen.

Allah (الله) ist das arabische Wort für Gott im Islam. Muslim*innen glauben, dass Allah der einzige und allmächtige Schöpfer des Universums ist. Das Wort Allah wird ebenso von arabischsprachigen Jüd*innen und Christ*innen als Gottesbezeichnung gebraucht und wird daher auch in arabischen Bibelübersetzungen verwendet.

Al-Mawlid al-Nabawi (المولد النبوي) ist ein islamisches Fest, das den Geburtstag des Propheten Mohammed feiert. Es wird von Muslim*innen weltweit gefeiert und beinhaltet Lobpreisungen, das Erzählen der Lebensgeschichte des Propheten Mohammed und das Teilen von Essen und Geschenken.

Almoaaleg aldini (المعالج الديني) bezieht sich auf religiöse Heilkünste in arabischsprachigen Regionen, die angewandt werden, um Zustände wie Besessenheit, Zauberei oder den bösen Blick zu behandeln, die als Ursache für Leiden angesehen werden. Diese Praktiken umfassen rituelle Gebete, Koranlesungen und andere spezifische Rituale zur Heilung.

Attaqwim al Higri (التقويم الهجري), zu Deutsch »Kalender der Auswanderung«, bezieht sich auf den islamischen Mondkalender, der zur Bestimmung der islamischen Monate und Feiertage verwendet wird. Er basiert auf dem Hidschra-Jahr, das mit der Auswanderung des Propheten Mohammed von Mekka nach Medina 622 begann. Das islamische Mondjahr dauert ebenso wie der gregorianische Kalender zwölf Monate, aber da ein Mondjahr zehn bis zwölf Tage kürzer ist, besteht es lediglich aus 354 bzw. 355 Tagen.

Da'wa (دعوة) bezieht sich auf die Einladung und den Aufruf zur Hingabe an Gott und zur Annahme des islamischen Glaubens. Es ist eine Verantwortung, die Muslim*innen wahrnehmen, um Menschen den rechten Weg zu Gott zu zeigen. Dabei wird Wissen über den Islam geteilt, die Botschaft des Propheten Mohammed verbreitet und andere ermutigt, die islamischen Lehren zu praktizieren. Das Ziel von *Da'wa* ist es, Menschen dazu zu bringen, den Monotheismus anzunehmen und ein Leben im Einklang mit den Lehren des Islam zu führen.

Dar al-Ifta (دار الإفتاء المصرية), das Ägyptische Fatwa-Amt, ist ein Zentrum für islamische Rechtsfragen. Es wurde 1895 gegründet. Das Rechtsgutachtergremium wird vom Großmufti Ägyptens geleitet. Neben der *Al-Azhar* Universität ist es eines der wichtigsten Zentren für islamische Rechtsgutachten (Fatwa) im Nahen Osten. Es ist verantwortlich für die Beantwortung von Fragen und die Bereitstellung von religiösen Anweisungen basierend auf dem islamischem Recht und der Koraninterpretation.

Dum (دُمّ) ist ein tiefer Schlag auf einem Schlaginstrument, in der Fellmitte gespielt und allgemein die Bezeichnung für den tiefen, ausklingenden Grundschlag.

Eid al-Adha (عيد الأضحى), das Opferfest, ist das höchste islamische Fest. Es wird zum Höhepunkt der Pilgerfahrt des Haddsch gefeiert, dauert vier Tage und wird gefeiert, um die Bereitschaft des Propheten Ibrahim (Abraham) zu ehren, seinen Sohn Ismael (Isaak) im Gehorsam gegenüber Gott zu opfern, und symbolisiert Hingabe, Opferbereitschaft und Dankbarkeit gegenüber Gott – ähnlich der jüdischen und christlichen Geschichte.

Eid al-Fitr (عيد الفطر) ist bekannt als Fest des Fastenbrechens oder Zuckerfest und markiert das Ende des muslimischen Fastenmonats Ramadan. Es ist ein Freudenfest, das mit Gebeten, gemeinsamen Mahlzeiten, Spenden an Bedürftige und dem Austausch von Geschenken gefeiert wird, um Dankbarkeit für die spirituellen Segnungen und erfolgreiche Erfüllung der Fastenpflicht auszudrücken.

Fatwa (فتوى) ist ein Rechtsgutachten oder eine religiöse Entscheidung, die von einem islamischen Rechtsgelehrten vorgegeben wird. Es dient als Richtlinie oder Antwort auf eine spezifische Frage oder Situation und basiert auf der Interpretation des islamischen Rechts (Scharia) und der Quellen des Islams wie dem Koran und der Sunna.

Ghaddu albasar (غض البصر), zu Deutsch »den Blick senken«, bezieht sich auf die Anweisung, dass Männer* und Frauen* ihren Blick senken sollen, um die Wahrung der Keuschheit und gegenseitigen Respekts zu fördern. Es ruft dazu auf, das Betrachten des anderen Geschlechts zu begrenzen und unangemessene Blicke zu vermeiden, um moralische Integrität und die Vermeidung von Verführung zu gewährleisten.

Haddsch (الحج) ist die Pilgerfahrt nach Mekka, die für jede*n Muslim*in, der physisch und finanziell dazu in der Lage ist, einmal in seinem Leben eine religiöse Pflicht ist. Während der Haddsch besucht man heilige Stätten und vollzieht Riten, um die Hingabe zu Gott zu demonstrieren und spirituelle Reinheit zu erlangen.

Hadith (حديث), Plural: Hadithe (أحاديث), sind Aufzeichnungen von Worten, Handlungen und Zustimmungen des Propheten Mohammed. Sie dienen als Quelle der islamischen Lehre und Rechtsprechung neben dem Koran. Hadithe werden in verschiedene Kategorien eingeteilt: Hadith *sahih* ist authentisch und hat eine zuverlässige Überlieferungskette, Hadith *da'if* ist schwach und hat Mängel in der Überlieferung oder im Inhalt, und Hadith *mu'allaq* ist erfunden oder gefälscht und daher nicht akzeptabel. Die Kategorisierung hilft dabei, die Glaubwürdigkeit und Vertrauenswürdigkeit der Überlieferungen zu bewerten.

Halal (حلال), »rein« und »erlaubt«, ist ein Begriff im Islam, der sich auf alles bezieht, was nach islamischen Vorschriften erlaubt, zulässig und rein ist. Es bezieht sich auf Lebensmittel, Handlungen und Produkte, die islamischen Gesetzen entsprechen und für Muslim*innen konsumierbar oder akzeptabel sind. Grundsätzlich ist alles halal, was nicht bereits als haram markiert worden ist.

Haram (حرام) ist ein Begriff im Islam, der sich auf alles bezieht, was nach islamischen Vorschriften verboten, unzulässig oder unrein ist. Es bezieht sich auf Handlungen, Lebensmittel oder Produkte, die gegen islamische Gesetze verstoßen und für Muslim*innen nicht akzeptabel oder konsumierbar sind (das Gegenteil von halal).

Imam*in (إمام), »Vorbeter*in«, »Führer*in«, »Vorbild«, leitet das Freitagsgebet und wirkt auch als Seelsorger*in in der Gemeinde. Er*Sie übernimmt die Leitung der Gebete in den Moscheen und islamischen Zentren.

Imamat/Imame (الإمامة) gelten als religiöse und politische Oberhäupter der schiitischen Gemeinschaft, als von Gott auserwählte Vertreter Mohammeds. Die Lehren der Imame besitzen für die Schia eine ähnlich große Lehrautorität wie der Koran. Zu den schiitischen Strömungen gehören die Imamiten, Ismailis, Zaydis, Aleviten und Alawiten. Imame im Schiitentum sind nicht mit dem allgemeinen Beruf eines Imams bzw. einer Imamin zu verwechseln.

Inshad Dini (إنشاد ديني) ist religiös-gesungene Poesie. Sie umfasst religiöse Gesänge, die außerhalb der Koranrezitation liegen. Diese dienen dazu, Gott zu verherrlichen (Tasbih), Bitten an ihn zu richten (Ibtihalat) und Lob für den Propheten Mohammed auszusprechen (Madih). Sie schaffen eine spirituelle Atmosphäre, inspirieren Gläubige und stärken den Glauben, indem sie Lobpreisungen, Dankbarkeit und Hingabe zum Ausdruck bringen. Diese Gesänge werden bei religiösen Zeremonien, spirituellen Versammlungen und Festivals verwendet, um eine tiefe spirituelle Verbindung herzustellen.

Iqa (إيقاع), Plural: *Iqa'at* (إيقاعات), sind arabische Rhythmuszyklen. Jeder *Iqa* wird durch eine Abfolge von zwei Grundschlägen definiert: *Dum* (tief und ausklingend) und *Tak* (hell und kurz). Diese rhythmischen Muster umfassen die spezifische Anordnung von betonten und unbetonten Schlägen, die den Charakter und das Gefühl eines Musikstücks bestimmen.

Irtijal (ارتجال) ist das arabische Wort für Improvisation und unterscheidet sich von *Taqsim*, was eine spezifische Kunstform darstellt. *Irtijal* kann von jedem ausgeübt werden, während *Taqsim* auf erfahrene Solospieler*innen angewiesen ist, die mit *Maqamat* und arabischer Musik vertraut sind. Während *Irtijal* sowohl in der Gruppe als auch allein stattfinden kann, basiert *Taqsim* auf individuellem Können und langjähriger Erfahrung im Umgang mit *Maqamat* und arabischer Musik.

Jins (جِنس) Plural: *Ajnas* (أجناس), ist ein Skalenfragment von drei, vier oder fünf Tönen. Es ist die kleinste melodische Einheit in der arabischen Musik. Jedes *Jins* hat eine unverwechselbare Stimmung und eine einzigartige Identıtat

Koran (القرآن) ist das heilige Buch des Islam, das als direkte Offenbarung Gottes an den Propheten Mohammed gilt. Es enthält Anweisungen, moralische Lehren, Geschichten und Gebote, die Gläubigen als spiritueller Leitfaden dienen. Seine Rezitation mit einer schönen Stimme *Tilawa* wird von vielen Muslim*innen als eine wichtige spirituelle Praxis betrachtet, die zur Stärkung der Verbindung zur göttlichen Botschaft und zur Nahrung der Seele dient. Der Koran wurde in arabischer Sprache überliefert und ist in 114 Suren (Kapiteln) strukturiert, die verschiedene Namen haben und wiederum aus Versen (*Ayat*) bestehen.

Maqam (مقام), Plural: Maqamat (مقامات), ist ein melodischer Modalrahmen in der arabischen Musik, der eine Reihe von musikalischen Skalen, Intervallen und Regeln umfasst. Es ist ein komplexes System, das sowohl tonale als auch melodische Elemente umfasst und spezifische Stimmungen, Emotionen und musikalische

Ausdrucksformen vermittelt. Jeder Maqam hat eine einzigartige Tonleiter, eine charakteristische Reihenfolge von Noten und eine bestimmte Stimmung, die durch Mikrointervalle und Ornamente erzeugt wird. Maqamat bilden die Tonleitern der arabischen Musik, stehen aber auch für die von ihnen jeweils verkörperten Gefühlsstimmungen.

Masjid (مسجد), »Ort, an dem man zum Gebet niederfällt«, ist ein Ort des Gebets und der Anbetung für Muslim*innen, eine Moschee, in der Gläubige zusammenkommen, um gemeinsam zu beten, den Koran zu rezitieren und spirituelle Aktivitäten durchzuführen. Die Moschee ist auch ein zentraler Ort für den Austausch von Wissen, sozialen Zusammenhalt und Aktivitäten innerhalb der muslimischen Gemeinschaft.

Muezzin (مؤذن) ist ein Ausrufer, der den Adhan, den muslimischen Gebetsruf, von einer Moschee ausgehend ruft. Der Muezzin hat die Aufgabe, Gläubige zum Gebet zu rufen und sie über den Beginn der Gebetszeiten fünfmal am Tag zu informieren. Traditionell wird von ihm erwartet, dass er den Adhan mit einer schönen und melodischen Stimme vorträgt. Eine ästhetisch ansprechende und beruhigende Rezitation des Adhan wird geschätzt und als eine Form der spirituellen Anziehungskraft angesehen, um Gläubige zur Teilnahme am Gebet einzuladen.

Mughanni (مُغنّي), feminin Mughanniya (مُغنّية) ist ein*e Sänger*in mit instrumentaler Begleitung.

Munshid (مُنشِد) ist eine singende Person ohne instrumentale Begleitung, die sich auf das Singen religiöser und spiritueller Lieder spezialisiert hat. *Munshids* treten häufig bei religiösen Zeremonien und spirituellen Versammlungen auf, um Gläubige durch ihre Lieder in einen Zustand der Hingabe und spirituellen Verbindung zu versetzen.

Murschida (مرشده), »spirituelle Führerin«, »spirituelle Lehrerin«, ist die Bezeichnung für eine Frau, die u. a. auch die meisten Aufgaben eines Imams wahrnimmt. Im Unterschied zu ihm leitet sie in der Regel jedoch kein öffentliches Gebet. Beispiele für Imaminnen, die auch Freitagsgebete leiten, existieren aber ebenfalls.

Nashid (نشيد), Hymne, ist eine Form oder Art religiösen Gesangs, überwiegend unter Verzicht auf instrumentale Begleitung mit möglicher Begleitung durch Schlaginstrumente. Es enthält Lobpreisungen Gottes, prophetische Lobgesänge und Themen des Glaubens, der Moral und spirituellen Hingabe.

Ramadan (شهر رمضان) ist der Fastenmonat der Muslim*innen und neunter Monat des islamischen Mondkalenders. In ihm wurde nach islamischer Auffassung der Koran herabgesandt. Während des Ramadans verzichten Gläubige von Sonnenauf- bis -untergang auf Essen, Trinken und andere weltliche Bedürfnisse, um sich auf ihr spirituelles Wachstum und die Nähe zu Gott zu konzentrieren.

Raqs Sharqi (رقص شرقي), wörtlich »Orientalischer Tanz«, als »Bauchtanz« bekannt, stammt ursprünglich aus Ägypten und wurde mit dem Aufkommen des ägyptischen Kinos in Filmen populär.

Salah (الصلاة) bezeichnet das rituelle Gebet im Islam, das fünfmal am Tag zu verrichten und die oberste Pflicht für alle Muslim*innen ist. Das »Freitagsgebet« *(Salat al-dschuma)* ist eine im Koran verankerte religiöse Verpflichtung und für muslimische Männer* und Jungen* ab der Pubertät vorgeschrieben und für muslimische Frauen* empfohlen.

Saum (الصيام) ist eine religiöse Pflicht für Muslim*innen während des Monats Ramadan und bezeichnet die Enthaltsamkeit gegenüber Essen, Trinken und anderen weltlichen Bedürfnissen von Sonnenauf- bis -untergang, um spirituelle Reinigung, Selbstdisziplin und Hingabe zu fördern.

Schahada (الشهادة) ist das Glaubensbekenntnis im Islam und eine der wichtigsten Säulen des Glaubens. Es besteht aus der Aussage: »Es gibt keinen Gott außer Gott und Mohammed ist sein Gesandter«, durch die ein Muslim seinen Glauben an den einen Gott und die Prophetenschaft Mohammeds bezeugt.

Sunna (السنه النبويه) bezieht sich auf Verhalten, Handlungen, Aussagen und Zustimmung des Propheten Mohammed, die als Vorbild und Richtlinie für das religiöse und alltägliche Leben der Muslim*innen dienen. Sie umfasst Überlieferungen und Berichte über sein Leben, Verhalten und seine Lehren. Hadithe sind eine wichtige Quelle der Sunna und bieten detaillierte Einblicke in Praxis und Moral des Propheten.

Tak (تَكّ) ist ein heller, am Fellrand geschlagener Ton der Darabukka und allgemein eine Bezeichnung für den hellen Schlag der Rhythmusinstrumente.

Takht (تخت), das repräsentative Musikensemble des Mittleren Ostens, besteht mit den Palästinensischen Gebieten, Ägypten, Syrien, Jordanien und im Libanon meist aus *Oud* (Laute), *Kanun* (arabische Zither), *Nay* (Bambusflöte), *Kamanja* (arabische Geige), *Riq* (Tambourin-Trommel) und Darabukka. Das Wort *Takht* bedeutet »Bett«, »Sitz« oder »Podium«.

Taqsim (تقسيم), Plural: *Taqasim* (تقاسيم) ist die instrumentale Improvisation der Melodie-, seltener Rhythmusinstrumente, und traditionell die improvisierte Darstellung eines bestimmten *Maqams*, dessen einzelne Tonebenen im Laufe des *Taqsim* mit Verzierungen und in immer neuen Formen erkundet werden. Typisch ist die Untergliederung des *Taqsim* durch Pausen und die rhythmische Freiheit. Es können auch mehrere Maqamat dargestellt werden, der *Taqsim* endet jedoch immer mit dem Anfangs-Maqam.

Tarab (طَرَب) bezeichnet die Ergriffenheit und das musikalische Erlebnis der Zuhörer*innen während eines Gesangs- oder Instrumentalvortrags, meist einer Improvisation. Ds arabische Publikum artikuliert seine Begeisterung durch Begeisterungsrufe und Klatschen.

Tilawa (تلاوة) ist die Rezitation des Korans mit »schöner Stimme« oder Kunst der Rezitation des heiligen Buchs nach feststehenden Regeln für Aussprache, Intonation und Zäsuren.

Zakat (الزكاة) ist eine religiöse Pflichtabgabe im Islam, bei der Muslim*innen einen Teil ihres Vermögens an Bedürftige und soziale Wohlfahrtsprojekte spenden. Es dient der Reinigung des Vermögens, der Unterstützung von Bedürftigen sowie der Förderung sozialer Gerechtigkeit und Solidarität in der muslimischen Gemeinschaft.

Literatur

Abdelazim, S. (2018). *Musik im Islam*. Kosor Althakafa.

Akhtar, S. (1995). A third individuation: immigration, identity, and the psychoanalytic process. *Journal of the American Psychoanalytic Association, 43*(4), 1051–1084.

Allen, J., Fonagy, P. & Bateman, A. (2011). *Mentalisieren in der psychotherapeutischen Praxis*. Klett-Cotta.

Asad, M. (2022). *Die Botschaft des Koran, Übersetzung und Kommentar*. 7. Aufl. Patmos.

Assion, H.-J. (2013). *Migration und seelische Gesundheit*. Springer.

Assion, H.-J., Stompe, T., Aichberger, M.C. & Graef-Calliess, I.T. (2018). Depressive Störungen. In W. Machleidt et al. (Hg.), *Praxis der interkulturellen Psychiatrie und Psychotherapie. Migration und psychische Gesundheit* (S. 395–406). Elsevier.

Baasher, T.A. (2001). Islam and mental health. *Eastern Mediterranean health journal = La revue de sante de la Mediterranee orientale = al-Majallah al-sihhiyah li-sharq al-mutawassit, 7*(3), 372–376.

Bal, M. (2016). *Lexikon der Kulturanalyse*. Turia + Kant.

Beck, P., Mratschkowski, A. & Matusiewicz, D. (2021). Interkulturelle Öffnung im Gesundheitswesen fördert einen solidarischen Umgang. *Das Gesundheitswesen, 84*, 333–335.

Beigang, S., Fetz, K., Kalkum, D. & Otto, M. (2017). *Diskriminierungserfahrungen in Deutschland. Ergebnisse einer Repräsentativ- und einer Betroffenenbefragung*. Nomos.

Bhugra, D. (2004). Migration, distress and cultural identity. *British Medical Bulletin, 69*(1), 129–141.

Bion, W.R. (1992). *Lernen durch Erfahrung*. Suhrkamp.

Bota, A., Pham, K. & Topçu, Ö. (2012). *Wir neuen Deutschen. Wer wir sind, was wir wollen*. Rowohlt.

Comte, R. (2016). Neo-colonialism in music therapy: A Critical Interpretive Synthesis of the Literature Concerning Music Therapy Practice With Refugees. *Voices: A World Forum for Music Therapy, 16*(3).

Dardas, L. & Simmons, L. (2015). The stigma of mental illness in Arab families: a concept analysis. *Journal of Psychiatric and Mental Health Nursing, 22*, 668–679.

Eberwein, W. (2009). *Humanistische Psychotherapie. Quellen, Theorien und Techniken*. Thieme.

Elger, R. & Stolleis, F. (2018). *Kleines Islam-Lexikon: Geschichte, Alltag, Kultur*. C.H.Beck.

Erdal, G. & Erbaş, İ. (2013). Darüşşifas Where Music Therapy was Practiced During Anatolian Seljuks and Ottomans. *Journal of History Culture and Art Research, 2*(1).

Erim, Y. (2009). *Klinische Interkulturelle Psychotherapie. Ein Lehr- und Praxisbuch*. Kohlhammer.

Erim, Y. & Morawa, Eva. (2018). Somatisierung und somatoforme Störungen. In W. Machleidt et al. (Hg.), *Praxis der interkulturellen Psychiatrie und Psychotherapie. Migration und psychische Gesundheit* (S. 417–425). Elsevier.

Erim, Y., Toker, M., Aygün, S., Özdemir, Z., Renz, M. & Gün, A.K. (2010). Essener Leitlinien zur interkulturellen Psychotherapie. Interkulturalität in psychotherapeutischer Praxis, Aus- und Fortbildung, Forschung und in der Öffnung von Institutionen. *Psychotherapie im Dialog, 11*(4), 299–305.

Ewell, P. (2021). Music Theory's White Racial Frame. *Music Theory Spectrum, 43*(2), 324–329.

Farraj, J. & Shumays, S. (2019). *Inside Arabic Music. Arabic Maqam Performance and Theory in the 20th Century*. Oxford UP.

Fent, J. (2022). How Societal Norms and Power Relations are Mediated Through Language: A Critical Discourse Analysis in the Context of a Dissertation Project on Discrimination in Music Therapy. *Voices: A World Forum for Music Therapy, 22*(3).

Fisek, G.O. (2001). Cultural Context. Migrations und Health Risks. A Multilevel Analysis. In P Marschalck & K.H. Wiedl (Hg.), *Migration und Krankheit* (S. 113–121). Univ.-verl. Rasch.

Freud, S. (1917, 1933). *Vorlesungen zur Einführung in die Psychoanalyse Und Neue Folge. SA 1*. S. Fischer, 2007.

Frishkopf, M. (2007). »Islamic Music«. In *The New Encyclopedia of Africa*. Charles Scribner's Sons.

Fuchs, E. (2013). Frauen in der Arabischen Revolution: Gender und gesellschaftliche Umbrüche revisited. In D. Filter et al. (Hg.), *Arabischer Frühling?* (S. 11–23). Centaurus.

Ghiasi, A. & Keramat, A. (2018). The Effect of Listening to Holy Quran Recitation on Anxiety: A Systematic Review. *Iranian Journal of Nursing and Midwifery Research, 23*(6), 411–420.

Graef-Calliess, I.T. & Schouler-Ocak, M. (2017). *Migration und Transkulturalität. Neue Aufgaben in Psychiatrie und Psychotherapie*. Schattauer.

Grinberg, L. & Grinberg, R. (1990). *Psychoanalyse der Migration und des Exils*. Psychosozial-Verlag, 2016.

Gümüşak, K. (2921). *Sprache und Sein*. Hanser.

Haenel, F. (2018). Posttraumatische Belastungsstörung. In W. Machleidt et al. (Hg.), *Praxis der interkulturellen Psychiatrie und Psychotherapie. Migration und psychische Gesundheit* (S. 381–393). Elsevier.

Hahn, E., Ta, T.M.T., Nguyen, M.H. & Graef-Calliess, I.T. (2017). Möglichkeiten und Bedingungen von Akkulturation in der Zivilgesellschaft. In I.T. Graef-Calliess & M. Schouler-Ocak (Hg.), *Migration und Transkulturalität. Neue Aufgaben in Psychiatrie und Psychotherapie* (S. 30–50). Schattauer.

Hardy, K.V. & Laszloffy, T.A. (1995). The cultural genogram: Key to training culturally competent family therapists. *Journal of Marital and Family Therapy, 21*(3), 227–237.

Heinz, A. & Kluge, U. (2018). Ethnologische Ansätze in der transkulturellen Psychiatrie. In W. Machleidt et al. (Hg.), *Praxis der interkulturellen Psychiatrie und Psychotherapie. Migration und psychische Gesundheit* (S. 23–29). Elsevier.

Hirblinger, A. (2019). *Die triadische Struktur des psychoanalytischen Dialogs. Zur gesellschaftlichen Verantwortung in der Therapie*. Psychosozial-Verlag.

Ilkilic, I. (2005). *Begegnung und Umgang mit muslimischen Patienten. Eine Handreichung für die Gesundheitsberufe*. Zentrum für Med. Ethik.

Inhorn, M.C. (2012). *The New Arab Man: Emergent Masculinities, Technologies, and Islam in the Middle East*. Princeton UP.

Jahshan, E. (2022). T*his Arab Is Queer. An Anthology by LGBTQ+ Arab Writers*. Saqi Books.

Kerber, A. & Strosche, F. (2008). *Interkulturelle Kompetenz: Anmerkungen zur Reflexion bisheriger Ansätze in Theorie und Praxis*. RAA Brandenburg.

Keuk, E. van, Ghaderi, C. & Joksimovic, L. (2011). Diversity im klinischen und sozialen Alltag: Kompetenter Umgang mit kuktureklIerVielfalt. In E. van Keuk et al. (Hg.), *Diversity. Transkulturelle Kompetenz in klinischen und sozialen Arbeitsfeldern* (S. 83–103). Kohlhammer.

Klosinski, M., Castro Núñez, S., Oestereich, C. & Hegemann, T. (2022). *Handbuch Transkulturelle Psychiatrie*. Psychiatrie Verlag.

Kluge, U. (2018). Sprach- und Kulturmittler im interkulturellen psychotherapeutischen Setting. In W. Machleidt et al. (Hg.), *Praxis der interkulturellen Psychiatrie und Psychotherapie. Migration und psychische Gesundheit* (S. 169–180). Elsevier.

Kurt, S. (2021). *Radikale Zärtlichkeit. Warum Liebe politisch ist*. HarperCollins.

Lerch, L. (2019). Psychotherapie im Kontext von Differenz, (Macht-)Ungleichheit und globaler Verantwortung. *Psychotherapie Forum, 23*, 51–58.

Lersner, U. von & Kizilhan, J.I. (2017). *Kultursensitive Psychotherapie*. Hogrefe.

Lersner U. von, Mösko M. & Graef-Calliess, I.T. (2018). Interkulturelle Kompetenzen in der Aus-, Fort- und Weiterbildung. In W. Machleidt et al. (Hg.), *Praxis der interkulturellen Psychiatrie und Psychotherapie. Migration und psychische Gesundheit* (S. 637–644). Elsevier.

Machleidt, W., Garlipp, P. & Calliess, I.T. (2005). Die 12 Sonnenberger Leitlinien. Handlungs-impulse für die psychiatrisch-psychotherapeutische Versorgung von Migranten. In H.-J. Assion (Hg.), *Migration und seelische Gesundheit* (S. 215–230). Springer.

Machleidt, W. & Heinz, A. (2018). Dynamische Modelle der Migration. In W. Machleidt et al. (Hg.), *Praxis der interkulturellen Psychiatrie und Psychotherapie. Migration und psychische Gesundheit* (S. 33–41). Elsevier.

Machleidt, W., Kluge, U., Sieberer, M. & Heinz, A. (Hg.). (2018). *Praxis der interkulturellen Psychiatrie und Psychotherapie. Migration und psychische Gesundheit*. Elsevier.

Mösko, M., Härter, M. & Dragado, I.B. (2018). Epidemiologie psychischer Störungen bei MigrantInnen. In W. Machleidt et al. (Hg.), *Praxis der interkulturellen Psychiatrie und Psychotherapie. Migration und psychische Gesundheit* (S. 299–307). Elsevier.

Nadig, M. (2006). Transkulturelle Spannungsfelder in der Migration und ihre Erforschung. Das Konzept des Raumes als methodischer Rahmen für dynamische Prozesse. In E. Wohlfart & M. Zaumseil (Hg.), *Transkulturelle Psychiatrie. Interkulturelle Psychotherapie. Interdisziplinäre Theorie und Praxis* (S. 67–80). Springer.

Nausner, E.J. (2023). Kultursensible Musiktherapie. Therapeutische Qualitäten und Kompetenzen in der Arbeit mit anderen Kulturkreisen. Therapeutische Qualitäten und Kompetenzen in der Arbeit mit Menschen aus anderen Kulturkreisen. *Musiktherapeutische Umschau, 44*(1), 17–27.

Nawe, N. (2008). *»Wer spielt den dritten Ton?« Triangulierungsprozesse und triadische Dimensionen in der Musiktherapie mit Trennungskindern*. Inauguraldiss., Hochschule für Musik und Theater Hamburg.

Nika, L. & Basdekis, R. (2000). Somatisierung. In C. Haasen & O. Yagdiran (Hg.), *Beurteilung psychischer Störungen in einer multikulturellen Gesellschaft* (S. 71–88). Lambertus.

Okasha, A., Karam, E. & Okasha, T. (2012). Mental health services in the Arab world. *World Psychiatry, 11*(1), 52–54.

Özbek, T. & Wohlfart, E. (2006). Der transkulturelle Übergangsraum. Ein Theorem und seine Funktion in der transkulturellen Psychotherapie am ZIPP. In E. Wohlfart & M. Zaumseil (Hg.), *Transkulturelle Psychiatrie. Interkulturelle Psychotherapie. Interdisziplinäre Theorie und Praxis* (S. 169–198). Springer.

Pfeifer, E., Wiesmüller, E. & Stegemann, T. (2020). Interkulturalität. In H.-H. Decker-Voigt & E. Weymann (Hg.), *Lexikon Musiktherapie* (S. 282–286). Hogrefe.

Rassoul, M. (2009). *Die ungefähre Bedeutung des Al-Qur'an Al-Karim in deutscher Sprache*. Islamische Bibliothek Verlag.

Rojahn, J. (2011). Muslimische Patienten: Bedürfnisse erkennen und respektieren. *Lege artis – Das Magazin zur ärztlichen Weiterbildung, 1*(03), 162–166.

Rüschoff, I. & Kaplick, P. M. (2021). *Islamintegrierte Psychotherapie und Beratung: Professionelle Zugänge zur Arbeit mit Menschen muslimischen Glaubens*. Psychosozial-Verlag.

Said, E. W. (1978). *Orientalismus*. S. Fischer, 2019.

Schammann, H. (2018). Migrations- und Flüchtlingspolitik. In W. Machleidt et al. (Hg.), *Praxis der interkulturellen Psychiatrie und Psychotherapie. Migration und psychische Gesundheit* (S. 299–307). Elsevier.

Schepker, R., Toker, M. & Eberding, A. (1999). Inanspruchnahmebarrieren in der ambulanten psychosozialen Versorgung von türkeistämmigen Migrantenfamilien aus der Sicht der Betroffenen. *Praxis der Kinderpsychologie und Kinderpsychiatrie, 48*, 664–676.

Schödwell, S., Savin, M., Lauke, A., Abels, L., Abdel-Fatah, D., Penka, S. & Kluge, U. (2022). Strukturelle Diskriminierung und Rassismus in der Krankenhausversorgung: die Rolle ökonomischer Rahmenbedingungen in der interkulturellen Öffnung. *Bundesgesundheitsblatt, 65*, 1307–1315.

Schulz-Venrath, U. (2015). *Lehrbuch Mentalisieren: Psychotherapien wirksam gestalten*. Klett-Cotta.

Shiloah, A. (1995). *Music in the World of Islam: A Socio-Cultural Study*. Wayne State UP.

Spielhaus, R. & Färber, A. (2006). *Islamisches Gemeindeleben in Berlin*. Beauftragter für Integration des Berliner Senats.

Stegemann, T. & Weymann, E. (2019). *Ethik in der Musiktherapie. Grundlagen und Praxis*. Psychosozial-Verlag.

Touma, H. H. (1998). *Die Musik der Araber. Taschenbuch zur Musikwissenschaft*. Florian Noetzel Verlag.

Uçar, B. & Walker, V. (2019.). Muslime in Europa: Zur Relation von Integration und Religion. In B. Uçar & W. Kassis (Hg.), *Antimuslimischer Rassismus und Islamfeindlichkeit* (S. 9–56). V&R.

Wachendorfer, U. (2000). Weiß-sein – (k)eine Variable in der Therapie. Psychologie und Gesellschaftskritik. *Psychologie und Gesellschaftskritik, 24*(1), 55–68.

Will, A.-K. (2022). Migrationshintergrund. In I. Bartels et al. (Hg.), *Inventar der Migrationsbegriffe* (o. S.). Univ. Osnabrück.

Winnicott, D. W. (1971). *Vom Spiel zur Kreativität*. Klett-Cotta, 2018.

Christina von Braun, Bettina Mathes

Verschleierte Wirklichkeit

Die Frau, der Islam und der Westen

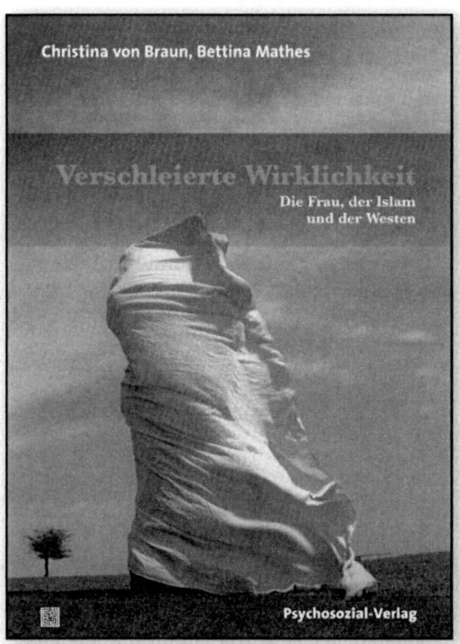

2017 · 486 Seiten · Broschur
ISBN 978-3-8379-2687-3

Mit Beispielen aus Kultur, Religion, Geschichte, Literatur und Ökonomie beleuchten Christina von Braun und Bettina Mathes die Beziehung zwischen den kulturellen Vorstellungen von Weiblichkeit und Männlichkeit im Islam und in den Traditionen der anderen monotheistischen Weltreligionen. Die mit Geschlechtervorstellungen aufgeladenen Bilder und Stereotype des »Orients« erweisen sich bei genauer Analyse als Projektionen des westlichen Subjekts. Der Schleier der muslimischen Frau dient dabei oft als »Leinwand«, auf der diese Wunsch- und Angstvorstellungen sichtbar gemacht und verhandelt werden.

Die Forderung nach der Rückkehr zu einer traditionellen Geschlechterordnung gibt es heute in allen drei Weltreligionen; sie sind ein Charakteristikum des Fundamentalismus moderner Glaubensrichtungen. Die Analyse dieses Phänomens eröffnet neue Perspektiven auf den nach wie vor stattfindenden Dialog zwischen den Kulturen. Die Autorinnen wechseln die herkömmliche Perspektive und lenken den Blick auf die gegenseitigen Verstrickungen von Orient und Okzident, deren gemeinsame Geschichte von Anpassungen wie von Abgrenzungen gekennzeichnet ist. Ein Wissen um diese Geschichte eröffnet den Weg für ein gesellschaftliches und kulturelles Miteinander, in dem das Fremde nicht als unvereinbar mit dem Eigenen verstanden wird.